陈皮入膳调百味

——新会陈皮药膳集萃

主编 余 香 陈小龙 盛 波

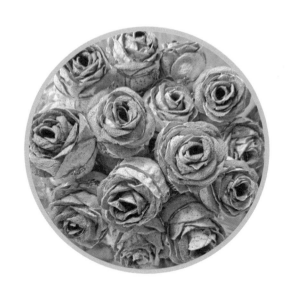

全国百佳图书出版单位

中国中医药出版社

·北 京·

图书在版编目（CIP）数据

陈皮入膳调百味：新会陈皮药膳集萃 / 余香，陈小龙，
盛波主编 . — 北京：中国中医药出版社，2023.10

ISBN 978-7-5132-8366-3

Ⅰ . ①陈… Ⅱ . ①余… ②陈… ③盛… Ⅲ . ①陈皮—
食物养生—药膳 Ⅳ . ① R247.1 ② TS972.161

中国国家版本馆 CIP 数据核字（2023）第 173519 号

中国中医药出版社出版

北京经济技术开发区科创十三街 31 号院二区 8 号楼

邮政编码　100176

传真　010-64405721

河北品睿印刷有限公司印刷

各地新华书店经销

开本 710×1000　1/16　印张 18.5　字数 302 千字

2023 年 10 月第 1 版　2023 年 10 月第 1 次印刷

书号　ISBN 978 – 7 – 5132 – 8366 – 3

定价　88.00 元

网址　www.cptcm.com

服 务 热 线　010-64405510

购 书 热 线　010-89535836

维 权 打 假　010-64405753

微信服务号　zgzyycbs

微商城网址　https://kdt.im/LIdUGr

官 方 微 博　http://e.weibo.com/cptcm

天猫旗舰店网址　https://zgzyycbs.tmall.com

如有印装质量问题请与本社出版部联系（010-64405510）

《陈皮入膳调百味——新会陈皮药膳集萃》编委会

主　编　余　香　陈小龙　盛　波

副主编　杨劲松　邱国海　王明义　梁锦业
　　　　张坤和

编　委　张健民　昌水平　张　明　廖　立
　　　　王小霞　曾黎明　林秀云　李群峰
　　　　林朝龙　梁永广　林子安　李健丰
　　　　李志成　伍欣瑜　莫耀棠　刘春玲
　　　　林华坚　何金明　阎　丽　沈　慧
　　　　袁美金　杨冰慧　蒋三元　许豪杰
　　　　叶伟仪

数字编委会

主　编　张坤和　余　香　陈小龙　盛　波

副主编　邱国海　杨劲松　苏诚欢　李英伟

编　委　张洁贞　陈文娟　江爱英　宋敏芳
　　　　冯绍斌　梁俊红　陈金花　林振荣
　　　　高思文　王军东　张　恒　黄可心
　　　　吴宇宁　梁凤仙　卢雅茹

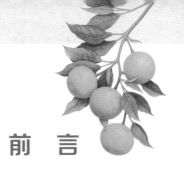

前　言

　　陈皮是广东"三宝"之首，也是十大广药之一，药食同源历史悠久，最早见于《神农本草经》记载："橘柚味辛温。主胸中瘕热逆气，利水谷。久服，去臭下气通神，一名橘皮。"而中医古籍中最早强调新会陈皮是源于《本经逢原》记载："橘皮苦、辛，温，无毒。产粤东新会，陈久者良。"后世以新会陈皮为道地药材沿用至今。新会作为陈皮的道地产区，其地处珠江三角洲、濒临南海，周边形成淡水和海水交相汇流的特殊灌溉水系，以及典型的海洋性亚热带季风气候，具有干湿与冷热交替的特点，使这里产出的茶枝柑与众不同。

　　纵观古今，关于陈皮药膳的记载众多，如唐代孙思邈《备急千金要方》中的千金鲤鱼汤、唐代咎殷《食医心鉴》中的鲫鱼脍、元代忽思慧《饮膳正要》中的鹿蹄汤、明代朱橚《普济方》中的韵梅汤等，但均未系统整理。新会地区陈皮药食文化浓厚，有众多企事业单位积极投入陈皮风味食品开发，如新会中医院陈皮药膳研发、新会技师学院"粤菜师傅"工程陈皮菜品开发、花姐靓汤陈皮汤品开发、新宝堂陈皮保健品开发、丽宫陈皮家宴及状元楼陈皮美食等，当地人们也常用陈皮制作出美味的家常菜。本书将在前人研究的基础上，遵循中医药理论体系，保持和发扬中医药特色，系统整理含陈皮的药膳，以临床实践为基础，总结陈皮药膳的功效，供大众养生保健参考。

全书分七章，总共收录了315个药膳。书中首先阐述了药膳的基本理论、药膳的原料以及新会陈皮的品质与炮制，再根据药膳的来源不同将其分为古代药膳配方、现代药膳配方和本地特色药膳配方三部分，对药膳中的原料组成、制作方法、功能效用、服用方法及使用注意等内容进行全面的阐述。另外，通过扫码观看视频的方式呈现陈皮药膳的制作过程并指导读者朋友们合理使用陈皮药膳养生保健。本书集科学性、系统性、实用性和先进性于一体，可供陈皮产业从业者、中医养生保健机构工作者及爱好中医药文化的读者参考。

本书由江门市新会区中医院组织编纂，并得到了江门市各级领导和同行专家的支持，在此表示衷心感谢！为了编纂好本书，编委会尽心尽力，但因学术水平有限，书中纰缪和疏漏之处难免，敬请专家和读者提出宝贵意见，以便再版时进一步修正和完善。

《新会陈皮药膳集萃》编委会

2023 年 6 月

扫码查看
- ☑ 陈皮药膳制法
- ☑ 中医药膳课程
- ☑ 食药互补方法
- ☑ 中医理论基础

目 录

第一章　药膳的基本理论 / 001

第一节　中医药膳的历史与现状 / 003

第二节　中医药膳的特点 / 008

第三节　中医药膳的药性理论 / 010

第四节　中医药膳的基本制作方法与分类 / 017

第二章　药膳的原料 / 021

第一节　新会陈皮的食疗价值 / 023

第二节　食物类原料的特点 / 026

第三节　药物类原料的特点 / 030

第四节　药膳的禁忌 / 032

第三章　新会陈皮的品质与炮制 / 035

第一节　新会陈皮的品质 / 037

第二节　陈皮的药用理论 / 046

第三节　新会陈皮的炮制 / 053

第四章　古代文献记载的陈皮药膳配方 / 063

第一节　温里散寒类 / 065

1. 陈皮粥 / 065　　　　　　2. 良姜炖鸡块 / 065

3. 牛肉脯 / 066
4. 猪肚羹 / 066

5. 猪肝毕罗 / 067
6. 酿猪肚方 / 067

7. 酿羊肚方 / 068
8. 煮肝散方 / 068

9. 肉豆蔻猪肝丸 / 068
10. 猪肝丸 / 069

11. 高良姜粥 / 069
12. 茱萸猪肚丸 / 070

13. 沉香猪肚丸 / 070
14. 野鸡馄饨 / 071

15. 乌鸡汤 / 071
16. 当归生姜羊肉汤 / 072

17. 温中开胃牛肉脯 / 072
18. 鹘突羹 / 073

19. 鲫鱼脍 / 073
20. 鲫鱼熟脍 / 073

21. 六味鲙方 / 074

第二节　理气止痛类 / 075

1. 粳米粥 / 075
2. 橘茹饮 / 075

3. 糖渍橘皮 / 076
4. 甘露茶 / 076

5. 治噎膈酒 / 077
6. 流气饮子茶 / 077

第三节　开胃消食类 / 078

1. 代谷丸 / 078
2. 山楂橘皮茶 / 078

3. 五香槟榔 / 079
4. 除噎药酒 / 079

第四节　解表散邪类 / 080

1. 叶天士药茶方 / 080
2. 清热止嗽茶 / 081

第五节　清热解毒类 / 082

1. 清热化湿茶 / 082
2. 清热养阴茶 / 083

3. 清热理气茶 / 083
4. 烧黄瓜丸 / 084

第六节　祛风除湿类 / 085

1. 大风引酒 / 085
2. 五加皮酒 / 085

3. 丹参石斛酒 / 086
4. 石斛酒 / 086

5. 石斛酒 / 087
6. 石斛浸酒 / 087

7. 还童酒 / 088
8. 青囊药酒 / 088

9. 建曲茶 / 089
10. 恶实根粥 / 089

11. 鹿蹄汤 / 089

第七节 祛痰止咳类 / 090

1. 羊肺汤 / 090　　　　　　2. 炙肝散 / 090

3. 华佗治咳嗽唾血神方 / 091　　4. 蜜膏酒 / 091

第八节 益气健脾类 / 092

1. 人参汤 / 092　　　　　　2. 七圣散 / 092

3. 大健脾糕 / 093　　　　　4. 羊肉羹 / 093

5. 羊肉索饼 / 094　　　　　6. 狗肾粥 / 094

7. 猪脾羹 / 095　　　　　　8. 酿猪肚方 / 095

9. 鲤鱼汤 / 095　　　　　　10. 鲤鱼羹 / 096

11. 鲤鱼羹 / 096　　　　　12. 鲫鱼羹 / 097

13. 鲫鱼羹 / 097　　　　　14. 莼羹方 / 097

第九节 气血双补类 / 098

1. 百岁酒 / 098　　　　　　2. 百药长酒 / 098

3. 羊脏羹 / 099　　　　　　4. 延寿酒药仙方 / 099

5. 种子延龄酒 / 100

第十节 助阳保健类 / 101

1. 乌鸡丸 / 101　　　　　　2. 食栗补肾方 / 102

3. 猪肾粥 / 102　　　　　　4. 猪肾羹方 / 102

5. 聚香羊肉圆 / 103　　　　6. 白羊肾羹 / 103

7. 羊肉粥 / 104　　　　　　8. 羊骨粥 / 104

9. 羊肉草果粥 / 105　　　　10. 仙灵脾酒 / 105

11. 灵脾肉桂酒 / 105　　　　12. 固本退龄酒 / 106

13. 琼浆药酒 / 106　　　　14. 期颐酒 / 107

第十一节 滋阴生津类 / 108

韵梅汤 / 108

第十二节 利水渗湿类 / 109

1. 千金鲤鱼汤 / 109　　　　2. 赤豆鲤鱼 / 109

3. 鲤鱼粥 / 110　　　　　　4. 治风水肿方 / 110

5. 乌鲤鱼汤 / 111　　　　　6. 商陆鲤鱼汤 / 111

7. 青小豆方 / 112　　　　8. 橘皮粥 / 112

第十三节　其他类 / 113

1. 猪蹄汤 / 113　　　　2. 山药饦 / 113

3. 仙传药酒 / 114　　　　4. 吴茱萸根浸酒 / 114

5. 治痃癖不能食酒 / 115　　6. 骨汁煮索饼方 / 115

7. 猪肚黄连丸 / 116　　　8. 柏子仁汤 / 116

9. 神效散 / 116　　　　10. 苎麻粥方 / 117

11. 香肚丸 / 117　　　　12. 大乌鸡煎丸 / 118

第五章　现代文献记载的陈皮药膳配方 / 119

第一节　温里散寒类 / 121

1. 干橘皮散 / 121　　　　2. 陈皮酒 / 121

3. 陈皮白鲦鱼 / 121　　　4. 陈皮红枣茶 / 122

5. 丁香陈皮人乳煎 / 122　　6. 姜橘椒羹 / 123

7. 党参陈皮鸡 / 123　　　8. 良姜陈皮粥 / 124

9. 橘皮姜枣汤 / 124　　　10. 丁香蜜米饮 / 124

11. 红茅药酒 / 125　　　12. 青鱼党参汤 / 125

13. 带鱼豆豉汤 / 125　　　14. 砂仁牛肉 / 126

15. 通草糯米粥 / 126　　　16. 紫苏陈皮葱饮 / 126

17. 鲈鱼健脾汤 / 127　　　18. 鲫鱼温中羹 / 127

19. 鳙鱼豆豉汤 / 127　　　20. 鳙鱼党参健胃汤 / 128

第二节　理气止痛类 / 129

1. 陈皮木香肉 / 129　　　2. 陈皮油烫鸡 / 129

3. 陈皮瘦肉粥 / 130　　　4. 陈草蜜膏 / 130

5. 橘皮饮 / 131　　　　6. 橘皮茶 / 131

7. 橘皮竹茹茶 / 131　　　8. 姜橘饮 / 132

9. 甘松茶 / 132　　　　10. 佛手露 / 132

11. 佛手露酒 / 133　　　12. 状元红酒 / 133

13. 茴香汤 / 133　　　　14. 调经酒 / 134

15. 萝卜海带汤 / 134　　　　　16. 梅花银耳羹 / 134

17. 紫菜蛋卷 / 135　　　　　　18. 紫菜萝卜汤 / 135

19. 蜜饯金橘 / 135　　　　　　20. 鲫鱼紫蔻汤 / 136

21. 山楂荞麦饼 / 136

第三节　开胃消食类 / 137

1. 橘皮汤 / 137　　　　　　　　2. 橘皮粥 / 137

3. 橘枣饮 / 137　　　　　　　　4. 枳椇橘皮竹茹汤 / 138

5. 紫苏姜橘茶 / 138　　　　　　6. 健脾饮 / 139

7. 加味三仙茶 / 139　　　　　　8. 鸡橘粉粥 / 140

9. 胃乐茶 / 140　　　　　　　　10. 健脾莲花糕 / 141

11. 健脾营养抄手 / 141　　　　12. 楂曲内金散 / 142

13. 槟榔饮 / 142

第四节　解表散邪类 / 143

1. 陈皮姜糖水 / 143　　　　　　2. 紫陈酒 / 143

3. 九节茶 / 143　　　　　　　　4. 万应甘和茶 / 144

5. 千金茶 / 144　　　　　　　　6. 天中茶 / 145

7. 六曲茶 / 145　　　　　　　　8. 双虎万应茶 / 146

9. 甘和茶 / 146　　　　　　　　10. 甘和茶 / 147

11. 石香薷茶 / 147　　　　　　12. 四时甘和茶 / 148

13. 四时感冒茶 / 148　　　　　14. 生茂午时茶 / 148

15. 神曲茶 / 149

第五节　清热解毒类 / 150

1. 茵陈橘皮茶 / 150　　　　　　2. 生地青葙子粥 / 150

3. 清肝膏 / 151

第六节　祛风除湿类 / 152

1. 五加皮药酒 / 152　　　　　　2. 冯了性风湿跌打药酒 / 152

3. 国公酒 / 153　　　　　　　　4. 追风药酒 / 153

第七节　祛痰止咳类 / 154

1. 襄荷紫苏橘皮汤 / 154　　　　2. 杏仁陈皮羊肉汤 / 154

3. 橘杏丝瓜茶 / 155   4. 双果汤 / 155

5. 百莲酿藕 / 155   6. 萝卜炖羊肉 / 156

7. 萝卜健运膏 / 156   8. 梨膏糖 / 157

9. 梨膏糖 / 157   10. 寒凉咳嗽酒 / 158

11. 山矾花茶 / 158   12. 藕橘饮 / 158

13. 竹茹粥 / 159   14. 绿豆海带粥 / 159

第八节　益气健脾类 / 160

1. 陈皮大鸭 / 160   2. 陈皮扒鸭条 / 160

3. 陈皮鸽松 / 161   4. 陈皮牛肉片 / 161

5. 陈皮兔肉 / 162   6. 大枣陈皮竹叶汤 / 162

7. 砂陈乳 / 162   8. 黄豆陈皮 / 163

9. 人参猪肚 / 163   10. 万寿药酒 / 164

11. 山药扁豆糕 / 164   12. 白莲酿藕 / 165

13. 参术酒 / 165   14. 参杞羊头 / 166

15. 参芪砂锅鱼头 / 166   16. 荜茇烧黄鱼 / 167

17. 独蒜猪肚 / 167   18. 健脾止泻粉 / 168

19. 黄芪粥 / 168   20. 黄芪补胃枣 / 168

21. 营养暖胃粉 / 169   22. 清汤鲂鱼 / 169

23. 清炖鲻鱼 / 170   24. 紫蔻烧鱼 / 170

25. 鲫鱼大蒜散 / 170   26. 鲻鱼白术汤 / 171

第九节　气血双补类 / 172

1. 陈皮牛肉 / 172   2. 人参药酒 / 172

3. 地骨爆两羊 / 173   4. 羊杂羹 / 173

5. 扶中糕 / 173   6. 怀杞炖羊头 / 174

7. 周公百岁酒 / 175   8. 治低血压蛋糕 / 175

9. 参芪鸭条 / 176   10. 党参鸭条 / 176

11. 黄芪牛肉 / 177   12. 参归乌鸡汤 / 177

13. 清炖胎盘 / 178

第十节　助阳保健类 / 179

1. 人参鹿尾汤 / 179 　　　　　2. 酒焖狗肉 / 179

3. 狗肉汤 / 180 　　　　　4. 地羊补阳汤 / 180

5. 附子地羊肉 / 180 　　　　　6. 猪肾陈皮馄饨 / 181

7. 灵芝炖鹿尾 / 181 　　　　　8. 参茸酒 / 182

9. 强身药酒 / 182 　　　　　10. 延寿酒 / 183

第十一节　滋阴生津类 / 184

1. 丁香酸梅汤 / 184 　　　　　2. 红烧枸杞乌梢蛇蛤蚧熟地黄 / 184

3. 胡桃炖龟肉 / 185 　　　　　4. 熟地黄粥 / 186

第十二节　利水渗湿类 / 187

1. 杏陈薏米粥 / 187 　　　　　2. 鲤鱼陈皮煲 / 187

3. 鲤鱼赤小豆 / 188 　　　　　4. 红萝卜马蹄粥 / 188

5. 薏米粥 / 188 　　　　　6. 二陈竹叶茶 / 188

7. 竹叶陈皮茶 / 189 　　　　　8. 饭豆陈皮 / 189

第十三节　其他类 / 190

1. 橘皮醒酒汤 / 190 　　　　　2. 青竹茹陈皮茶 / 190

3. 陈皮淡菜 / 190 　　　　　4. 天麻陈皮炖猪脑 / 191

5. 肝肺陈皮汤 / 191 　　　　　6. 四仁橘皮粥 / 191

7. 木耳当归汤 / 192 　　　　　8. 活血药酒 / 192

9. 胃溃疡茶 / 193

第六章　新会本地特色的陈皮药膳配方 / 195

第一节　温里散寒类 / 197

1. 广东三宝鸡 / 197 　　　　　2. 陈皮煲猪蹄 / 197

3. 陈皮脆鱼柳 / 198

第二节　理气止痛类 / 199

香附陈皮炒肉 / 199

第三节　开胃消食类 / 200

1. 陈皮降脂茶 / 200 　　　　　2. 陈皮山楂麦芽茶 / 200

3. 内金陈皮砂锅粥 / 201　　　　4. 陈皮砂仁瘦肉饼 / 201

5. 陈皮金丝球 / 202

第四节　清热解毒类 / 203

1. 陈皮菊花茄子煲 / 203　　　　2. 蛇舌草老陈皮螺头汤 / 204

3. 鸡骨草瘦肉汤 / 204　　　　　4. 陈皮酒香蛏肉 / 205

5. 陈皮蔗茅冰粉 / 206　　　　　6. 陈皮绿豆沙糖水 / 206

7. 干果西芹炒陈皮肉滑 / 206　　8. 陈皮酱焖响螺 / 207

9. 水蟹焖老鹅公 / 207

第五节　祛风除湿类 / 209

舒肩通络汤 / 209

第六节　祛痰止咳类 / 210

1. 罗汉果陈皮龙骨汤 / 210　　　2. 新会陈皮雪梨冰糖水 / 210

3. 九制新会陈皮 / 211　　　　　4. 新会陈皮柠檬茶 / 211

第七节　益气健脾类 / 212

1. 新会柑普茶 / 212　　　　　　2. 陈皮牛肉丸 / 212

3. 陈皮虫草炖乌鸡 / 213　　　　4. 山药炒陈皮丝 / 213

5. 陈皮牛肉粒炒饭 / 214　　　　6. 陈皮水鸭汤 / 214

7. 陈皮禾杆烩鲍鱼 / 215　　　　8. 陈皮蜜香猪手 / 215

9. 陈味沙律烧鹅 / 216　　　　　10. 新会陈皮蒸禾虫 / 216

11. 新会陈皮蒸鱼 / 217　　　　　12. 陈皮豆沙月饼 / 217

13. 陈皮红豆糕 / 218

第八节　气血双补类 / 219

1. 当归党参陈皮瘦肉汤 / 219　　2. 当归陈皮焖羊腩 / 220

3. 参芪陈皮鸡汤 / 220　　　　　4. 陈皮稻草东坡肉 / 221

第九节　滋阴生津类 / 222

1. 新会陈皮乌梅茶 / 222　　　　2. 陈皮西红柿 / 222

3. 新会陈皮瑶柱粥 / 222　　　　4. 陈皮八宝鸭 / 223

5. 陈皮莲藕乳鸽汤 / 223

第十节　助阳保健类 / 224

　　陈皮燕麦虾 / 224

第十一节　利水渗湿类 / 225

　　1. 陈皮山药排骨汤 / 225　　　　　2. 陈皮冬瓜薏苡汤 / 226

第十二节　其他类 / 227

　　陈皮解酒茶 / 227

第七章　新会陈皮药膳在常见疾病中的应用 / 229

主要参考文献 / 245

附录一　常见食物的作用 / 246

附录二　药食同源中药的作用简介 / 268

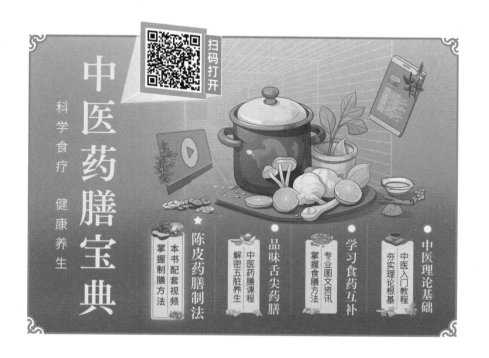

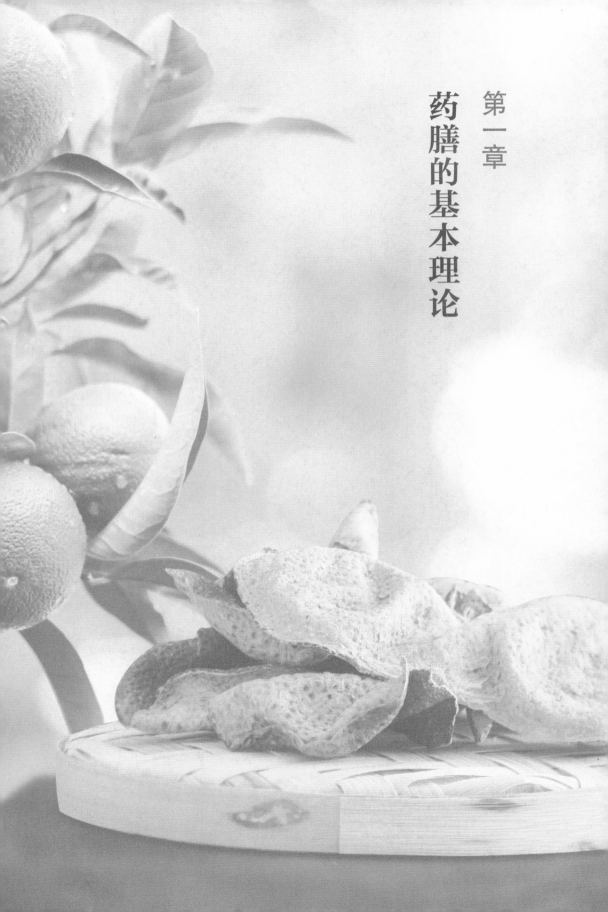

第一章

药膳的基本理论

第一节 中医药膳的历史与现状

药膳之名最早见于《后汉书·烈女传》，其起源于"药食同源"说，形成于秦汉以后，成熟于唐宋，长盛于明清。药膳又称中医药膳，是在中医学理论指导下，把药物、食物和辅料三者有机地结合起来，经过烹饪加工制成的一种具有保健、防病、治病等作用的特殊膳食，是我国灿烂文化遗产中独放异彩的一颗璀璨明珠。

我国药膳历史可追溯到三千多年前。《淮南子》等记载有"神农尝百草之滋味，水泉之甘苦，令民知所避就。当此之时，一日而遇七十毒"这一传说。原始社会人类过着茹毛饮血的生活，为了与疾病作斗争，慢慢地出现了药物，而药物就是在漫长岁月的实践中，从食物中"分离"出来的，因此有"药食同源"之说。

早在商代，就有庖厨以饮食方法来防治疾病的说法，谓之"食疗"；还有"汤液始于伊尹"的传说。时至周代，药膳已成为宫廷御用，并设有专门的"食医"（相当于现在的营养师）官职，所谓"食医，掌和王之六食、六饮、六膳、百羞（馐）、百酱、八珍之齐"。

到了春秋战国时期，药膳在理论上已系统化。当时著名医药家扁鹊就曾论述药膳与人的健康长寿的一系列问题。他说："人之所依者形也，不知食宜者，不足以存生也；不明药忌者，不能以除病也。是故食能排邪而安脏腑，悦神爽志以资血气，若能用食平疴，释情遣疾者，可谓良工。长年饵生之奇法，极养生之术也。夫为医者，当须先洞晓病源，知其所犯，以食治之，食疗不愈，然后命药是以圣人先用食禁以存性，后制药以防命也。故形不足者温之以气，精不足者补之以味，气味温补，以存形精。"这种先食疗、后药治的论述，既符合人体生理和病理的特点，又为药膳指出了必由之路。成书于战国末、秦汉之交的《黄帝内经》奠定了中医学的理论基础，书中对饮食的配伍、饮食对五脏的影响及其治疗等方面都有很多论述，记载着"谷肉果菜，食养尽之""毒药攻邪，五谷以养，五果为助，五畜为益，五菜为充，气味合而服之，以补精益气"等有关食疗的论述。书中有方13首，药膳方剂占6首之多，典型的药膳方如乌鲗骨丸等为后世沿用。《五十二病方》约成书于战国时期，1973年出土于湖南长沙马王堆，是我国现存最早的医方著作，书中收载药物247种，其中半数为《神农本草经》所不载，且书中以大量食物入药，对中医药膳学的发展具有重要意义。战国末秦相吕不韦及其门客编集《吕氏春秋》，汇集了儒、道、名、法、墨、农及阴阳家思想，其指出"大甘、大酸、大苦、大辛、大咸，五者充形则生害矣"，强调"食勿强厚味，无以烈味重酒"，告诫人们要注重饮食调理，"食能以时，身必无疾"，书中的一些养生主张，至今仍有一定的参考价值。

在秦汉前后时期，已有不少药膳方面的专著，如《神农黄帝食禁》《黄帝食禁》《魏武四时食制》等。《伤寒论》《金匮要略》两部著作中介绍了很多实用有效的方剂，为中医学的发展奠定了基础，被列为中医经典。书中"禽兽鱼虫禁忌并治第二十四""果实菜谷禁忌并治第二十五"，介绍了肉类、谷类、蔬菜、水果等饮食禁忌，以及食物中毒的救治方法，书中所载"当归生姜羊肉汤"为治疗血虚有寒的著名药膳方。《神农本草经》约成于东汉以前，是我国现存最早的药学著作，书中收录了不少治病和养生皆宜的药用食物，并把所载的365种药物分为上、中、下品，其中列为上品的大部分可作为日常食物，食之可使人健康长寿。在《三国志·华佗传》中有治寄生虫病一例，病家服用"蒜大酢，从取三升饮之，病自当去"，这就是饮食治疗疾病成功的例子。华佗门生樊阿"从佗（指华佗）求可服食益于人者，佗授以漆叶青粘散；漆叶散一升，青粘屑十四两，以是为率，言之服去三虫，和五脏，轻身，使人头（发）不白。阿从其言，寿百余岁"。华佗的另一门生吴普，著有《吴普本草》，对食疗养生颇多发明，在《神农本草经》基础上有了提高。三国时期，魏武帝曹操对药膳颇有研究，写了有关"药膳"内容的《四时食制》。这些著作对中医养生学和药膳学均有深远的影响。

魏晋南北朝时期，《肘后备急方》中记载了不少食疗方剂。例如有关脚气病的记载，葛洪是我国最早记载这一病证的医家，他治此病的验方不少，其中有"好豉一升，好酒三斗，渍三宿后饮，饮用随意，便与酒煮豉服之"，把食疗进一步应用到疾病的预防。其他的食疗方还有生梨汁治嗽，蜜水送炙鳖甲散下乳，小豆与白鸡炖汁、青雄鸭煮汁治疗水肿病，小豆饭或小豆汁治疗腹水，以及治疗各种脚气病的动物乳、大豆、小豆、胡麻酒等。除此，北魏崔浩的《食经》、梁代刘休的《食方》等著述对中国药膳理论的发展起到了承前启后的作用。隋代，虞世南的《北堂书抄》共160卷，其中卷142～148为酒食部，记述有关饮食事宜，现存有清初以后数种刊本；还有诸葛颖的《淮南王食经》、徐坚的《初学记》《帝王养生要方》《神仙服食经》等记载药膳的古籍。

到了唐代，药膳已日渐昌盛而普及。如唐代医家孙思邈编著的《千金食治》，是我国现存最早的一部食疗专著。书中对日常生活中所服食的果品、菜蔬、谷米、肉类的性味和药理作用做了论述，并且论及了服食禁忌和食疗效果等，内容简要，论述精辟，对后世食疗学的发展有一定影响。唐代孟诜著有《食疗本草》，集唐以前药膳之大成，是一部研究食疗和营养学的重要文献，书中收载食物药241种，除收有许多卓有疗效的药物和单方外，还记载了某些药物禁忌，另有动物脏器的食疗方法和藻菌类食品的医疗应用，产妇、小儿等饮食宜忌等记述，具有较高的研究价值。唐代昝殷著《食医心鉴》，主要介绍以食物、药品为主组成的药方，介绍的食疗方法有羹、粥、馄饨、饼、茶、酒等，一些食疗方在临床上应用较为广泛，是一部比较重要、系统、完备的食疗著作，对后世研究食疗法及营养学有一定参考价值，对日本、朝鲜也有一定影响。

时至宋代，药膳已普及到民间，如《水浒传》中就有小贩走街串巷叫卖保健饮料的描述。由官家编写的《太平圣惠方》《圣济总录》中，都专设"食治门"，即食疗学的专篇，载方160首，占全书的1%，大约用来治疗28种病证，包括中风、风邪痴病、骨蒸痨、三消、霍乱、耳聋、五淋、五痔、脾胃虚弱、一切痢疾等。值得注意的是，在食治门中，以药膳出现的方剂明显增多，而药膳以粥品、羹、饼、茶等剂型出现。其中以粥品用得最多，包括豉粥、粳米桃仁粥、杏仁粥、黑豆粥、鲤鱼粥、薏仁粥等，表明粥品在宋以后的药膳中，已占据主要地位。此外，名医陈直所著《养老奉亲书》主要介绍饮食调治、形证脉候、医药扶持、性气好嗜、宴处起居等老年人养生护持内容，颇为精当，尤以食疗最为突出，该书对后世影响颇大，流传较广。

金元时期，太医忽思慧所著《饮膳正要》分3卷，卷1载有聚珍异馔，卷2载有食疗诸病，卷3载有可供食疗的营养物品，主张重食疗，慎禁忌，说明食疗品味须酌情服用，坚持不用矿物药或毒性药制方。书中有最早的蒸馏酒——烧酒用于医疗保健的记载。该书不仅是中国第一部营养学专著，而且是元代以前饮食疗法之集大成者，对食疗学及药膳学的形成和发展有较深的影响。吴瑞所撰《日用本草》，将食物分为米、谷、菜、果、禽、兽、鱼、虫8门，收录540种食物及若干食疗方，是我国现存较早且颇为全面的食疗学与营养学专著。

明代李时珍所著《本草纲目》对食疗的贡献巨大，在新增的药物中有许多是以前所没有记载过的，或虽有记载而不详的食物，大大扩充了中药的品种，同时也提出了疾病和服药时的饮食禁忌，丰富和发展了食疗学的内容和经验。朱橚（周定王）所著《救荒本草》，将民间可食用的各种救荒本草逐一绘图，记明性味及食用方法，共收集138种植物。该书不仅从营养学角度论述了食物的食用价值，更重要的是，扩大了营养价值较高的野菜的食用范围，是营养学的一个发展。该书虽非专论食治之作，却是研究食疗学必要的参考书。

清代医家对药膳非常重视，强调食疗与节食对人生命的重要性。早期有沈李龙集前人有关药膳著作编写成《食物本草会纂》，之后，又有王孟英的《随息居饮食谱》，强调食疗与节食的重要性。曹庭栋的《老老恒言》（一名《养生随笔》）中所附的"粥谱"一卷，必是粥类药膳在民间长期流传的总结，其中列为上品36种、中品27种、下品37种，合计100种，十分适合老年体虚者啜用。还有费伯雄的《费氏食谱》首先提出"食养疗法"一词。叶天士的《温热论》论及用"五汁饮"（甘蔗、雅梨、鲜芦根、荸荠、藕汁）来治热病后的阴虚津涸等症。

陈皮入膳调百味
——新会陈皮药膳集萃

近年来，随着人们生活水平不断提高，在生活崇尚回归自然、返璞归真的呼声下，禹治养于食的天然药膳备受青睐，已成为人们重点关注的食品，甚至成为日常保健的必需品，成为中医药学者研究的对象。1985年药膳被国家中医药管理局列为中医研究范畴，并确立了一门新的学科——中国药膳学。1987年国家教委决定开建中医养生康复专业。我国第一个药膳研究机构——中国药膳研究会于20世纪90年代在北京成立。国际性的药膳研究机构如世界中医药学会联合会药膳食疗研究专业委员会于2009年8月在北京成立。药膳机构的成立为国内外学者提供了广阔的交流平台，大大促进了药膳的发展与推广。20世纪80年代开始，我国学者开始采用不同的方法对药膳理论进行深入研究，药膳基础研究如文献的挖掘与整理、民族地方药膳研究、药物学研究、药膳与体质研究、药膳机理研究、药膳实验研究、临床研究等。多学者、多方法、多数据都证明药膳不同于一般的方剂，又有别于不同的食物，具有注重整体、辨证施膳，防治兼宜、效果显著，良药可口、服食方便的特点，具有丰富饮食、保健养生、防病治病、增强免疫功能等多方面的功效。

综上所述，药膳历史悠久、源远流长，大量研究证明药膳在临床实践中有显著的疗效，在应用的过程中只要加大投入，稳定队伍，鼓励多学科、多层次联合攻关，将使得药膳基础理论研究、药膳产品创新、药膳产业发展、药膳推广普及取得突破性进展；倡导药膳文化，突出中医理论——辨证施膳、辨病施膳、因人用膳、以平为期，充分发挥药膳"寓养于膳""简便验廉"的特色优势，使其应用价值得到应有的体现，从而振兴我国药膳事业，用"药膳梦"助力"中医梦""健康梦"，为弘扬中国优秀传统文化、为实现伟大的"中国梦"、为人类的健康作出应有贡献。

第二节　中医药膳的特点

中医药膳，是在"药食同源"理论指导下最为生动的实践，是由中药与食物有机结合，经过烹制而成的一种既能补充机体营养，又兼防病治病与养生作用的特殊膳食。它不同于普通餐饮食品，更具有食治、食养的保健作用。中医药膳的特点，可以概括为以下四个方面。

一、药食结合，整体调节

中医药膳充分利用中药的性能功效，与食物的营养及其兼具的性能功效有机地结合，进行烹饪制作，并按照中国人的饮食习惯服食，是一种独具中国特色的膳食品。

中医药膳的组方，以中医药学的基本理论为指导，注重整体调节，强调扶正与祛邪相结合，以维持或恢复机体的阴阳平衡，从而达到治与养的双重功效。

二、区分食性，辨证施食

中医药膳学对各种食物性能功效的认识，是以中药学药性理论为指导的。配制药膳时，应熟知各种食物的性能特点，区分食性，选择与疾病及体质相宜的食品与有关药物组合。食物的性能各有异同，两种以上的食物搭配时，有的相互协调，适宜配合；有的则相互克制，不宜合用。如当归生姜羊肉汤中，羊肉与生姜同为温性相助，能协同起到温补的作用；而如蟹与柿子、鳖与苋菜等，古代药膳著作中就记载不宜同服。这些药膳食性的宜忌，也是选食时应予注意的。

陈皮入膳调百味
——新会陈皮药膳集萃

此外，还要按照中医辨证论治的理论，遵循"热者寒之""寒者热之""虚则补之""实则泻之"等治法理论，辨证选食，合理配方，这也是药膳的特点之一。

三、注重体质，调补脾胃

中医药膳的调配，十分重视人的体质情况。民间习俗将人体分作"凉体""热体"，中医学则将人体分为"平脏人""阳脏人""阴脏人"三大类。平脏人即阴阳平和体质之人，阳脏人即偏阳盛体质之人，阴脏人即偏阴盛体质之人；有的学者还提出了"湿热体质""痰湿体质""气虚体质""瘀血体质"等分类。药膳用于防治疾病时，既要遵循中医辨证理论，也要结合体质情况，合理配制。药膳用于养生，更要重视体质，因人制宜地选食组方，如"平脏人"要采取平补；"阳脏人"可采取滋补养阴；"阴脏人"可采取温补壮阳。

中医学认为，脾胃为后天之本，只有脾胃功能旺盛，才能摄纳食物营养，进一步化生气、血、精、液，增强体质，维护机体健康。因此，在应用中医药膳调补时，尤为重视调补脾胃，这也是药膳组方的特点之一。

四、讲究口味，方便服用

中医药膳继承了中国烹饪讲究色、香、味、形的特色，调配时十分重视口味，多以甘味中药配制。若必须选用其他性味的中药组方时，烹饪时也都会配用味佳的佐料，如糖、盐、姜、葱、味精等，以起到可口宜人、常食不厌的美食效果。如常州的叫花子鸡、武汉的八卦汤等都是从古代食治方中发展起来的著名药膳。

中医药膳佐餐同服，或以药膳代餐，其剂型甚为丰富，服用方便，使用最多的是药膳菜肴、药粥、药酒等。另外，还有药饭、药汤、药饼、药茶、药蛋等。之后，又开发了一些饮料类、罐头类、蜜饯类等新型药膳食品，更体现了方便服用的特点。

第三节　中医药膳的药性理论

　　药物与食物一直具有十分密切的关系，药食同源的说法反映了中医学与药膳学的密切程度。运用药食的理论与古代朴素的哲学（易学）思想息息相关。可以说，中医学是从食物中分化出来的学问，这从《黄帝内经》中大量谈到的食物治疗与养生就可看出。同时，作为食物的各种原料，其绝大多数以中药的面目出现在历代本草学著作中。中药学理论，实际上同样也是药膳学理论。

一、四气

　　四气，即寒热温凉四种药性，中医学认为，病证寒热从根本上讲是由人体阴阳偏盛、偏衰而引起的。四气反映了药物在影响人体阴阳盛衰、寒热变化方面的作用倾向，是说明药物作用性质的重要概念之一。四气中温热与寒凉属于两类不同的性质。温热属阳，寒凉属阴。温次于热，凉次于寒，即在共同性质中又有程度上的差异。对于有些药物，通常还标以大热、大寒、微温、微寒等予以区别，这是对中药四气程度不同的进一步区分。此外，还有一些平性药，是其寒热偏性不明显，称其性平是相对而言的，仍未超出四性的范围。故四性从本质而言，实际上是寒热二性。

　　一般来讲，具有清热泻火、凉血解毒等作用的药物，性属寒凉；具有温里散寒、补火助阳、温经通络、回阳救逆等作用的药物，性属温热。关于药性寒热与治则，《神农本草经》谓"疗寒以热药，疗热以寒药"，《素问·至真要大论》谓"寒者热之，热者寒之"，指出了药性寒热与治则的关系。阳热证用寒凉药，阴寒证用温热药，这是临床用药的一般原则。反之，则会造成以热益热，以寒增寒的不良后果，王叔和谓"桂枝下咽，阳盛则毙；承气入胃，阴盛以亡"便是此意。至于寒热错杂之证，往往采用寒药热药并用。对于真寒假热之证，则当以热药治本，必要时反佐以寒药；真热假寒之证，则当以寒药治本，必要时反佐以热药。

二、五味

五味即辛、甘、酸、苦、咸五种味。药物的味不止五种，但辛、甘、酸、苦、咸是五种最基本的味，此外还有淡味和涩味等。由于长期以来将涩附于酸，淡附于甘，故习称五味。至于其阴阳属性，则辛、甘、淡属阳，酸、苦、咸属阴。"味"的确定主要是根据药物的作用和药物的滋味。因此，五味的实际意义，一是标示药物作用的基本特征，二是提示药物的真实滋味，而五味的实际意义，不一定是用以表示药物客观具有的真实滋味或气味，更主要的是用以反映药物功效在补、泄、散、敛等方面的作用特征。

1. 酸味：包括涩味，有敛汗、止泻、涩精等作用，如梅子、胡颓子等，合理食用，可用于多汗、久泻、遗精滑精等病证，多食则引起筋脉挛缩；酸味与甘味合用，又能生津止渴，可用于津伤口渴。

2. 苦味：有清热泻火、止咳平喘、泻下等作用，如苦瓜、青果、枸杞苗等，用于热性病发热、烦渴、气逆咳嗽喘气、呕哕诸症，多食则损伤脾胃阳气，导致滑泻。

3. 甘味：有补虚、和中、缓急止痛等作用，如栗子、甜杏仁、南瓜、葡萄、大枣、饴糖等，用于脾胃虚弱、气血不足引起的神疲乏力、饮食减少、脘腹疼痛等症，多食则窒塞、滞气，使人满闷不适。

4. 淡味：附于甘味，常甘淡并称，有利尿除湿作用，如薏米、荠菜、冬瓜等，常用于水湿内停导致的水肿、小便不利等症。

5. 辛味：包括芳香、辛辣味，有发汗解表、行气、活血、化湿、开胃等作用，如葱、生姜、薤白、玫瑰花、茉莉花、胡椒等，对于感冒恶寒、发热、鼻塞流涕、咳嗽，以及肝胃气滞导致的饮食不香、胃脘不适、胁肋胀痛等病证较为适宜，多食则散气耗津。

6. 咸味：主要有化痰软坚散结作用，如海带、紫菜等，用于痰瘀互结引起的病证，如痞块、瘰疬结核、瘿瘤等病症，多食则气血凝滞。除此之外，醋的酸、糖的甘、香料的辛、盐的咸，又是不可缺少的调味品，有调味、增进食欲的作用。每种食物所具有的味可以是一种，也可以兼有几种。

由于性和味都属于性能范围，只反映药物作用的共性和基本特点，因此不仅要性味合参，还必须与药物的具体功效结合起来，方能得到比较全面、准确的认识。

三、升降浮沉

药性升降浮沉理论形成于金元时期，当时很强调药性升降浮沉与四时气候的关系，即"风升生、热浮长、湿化成、燥降收、寒沉藏"。注意服药、服食与季节、气候的关系，这一思想在今天仍有一定的指导意义。

升是上升，降是下降，浮表示发散，沉表示收敛固藏和泄利二便，因而沉实际上包含着向内和向下两种作用趋向，升降浮沉之中，升浮属阳，沉降属阴。一般具有升阳发表、祛风散寒、涌吐、开窍等功效的药物，都能上行向外，药性都是升浮的；具有泻下、清热、利水渗湿、重镇安神、潜阳息风、消导积滞、降逆止呕、收敛固涩、止咳平喘等功效的药物，则能下行向内，药性都是沉降的。有的药物升降浮沉的特性不明显，如南瓜子的杀虫功效。有的药物则存在二向性，如麻黄既能发汗解表，又能利水消肿。由于性味和升降浮沉都是从不同角度对药物作用特点的概括，因而从逻辑关系而言，升降浮沉与性味是间接相关，与功效是直接相关。

升降浮沉与药物质地也有关系。前人重视药物升降浮沉与药物质地的关系，认为花、叶、皮、枝等质轻的药物大多数是升浮的，而种子、果实、矿物、贝壳等质重者大多是沉降的。然而，前人也认识到，上述关系并非绝对，如旋覆花降气消痰、止呕止嗳，药性是沉降的；苍耳子祛风解表、善通鼻窍，药性是升浮的。

影响药性升降浮沉的主要因素是炮制和配伍。例如，酒炒则升，姜汁炒则散，醋炒则收敛，盐水炒则下行。在复方配伍中，性属升浮的药物在同较多沉降药配伍时，其升浮之性可受到一定的制约，反之，性属沉降的药物同较多的升浮药同用，其沉降之性亦能受到一定程度制约。而在某些情况下，又需利用升降配合以斡旋气机，以恢复脏腑功能。如血府逐瘀汤中用柴胡、枳壳一升一降，以助气血周行，故李时珍说："升降在物，亦在人也。"

四、归经

归经是药物作用的定位概念，表示药物的作用部位。归是作用的归属，经是脏腑经络的概称。归经是以经络理论为基础，以所治病证为依据而确定的。由于经络能沟通人体内外表里，所以体表病变可通过经络影响在内的脏腑，脏腑病变亦可反映到体表。通过疾病过程中出现的证候表现以确定病位，这是辨证的重要内容。归经是药物作用的定位概念，因而与疾病定位有着密不可分的关系。例如，心主神志，当出现精神、思维、意识异常的证候表现，如昏迷、癫狂、呆痴、健忘等，可以推断为心的病变。能缓解或消除上述病变的药物，如开窍醒神的麝香、镇惊安神的朱砂、补气益智的人参皆入心经。同理，桔梗、杏仁能治胸闷、咳喘，归肺经；全蝎能止抽搐，归肝经。

运用归经理论，必须考虑到脏腑经络间的关系。由于脏腑经络在生理上互相联系，在病理上互相影响，因此在临床用药时并不单纯使用某一经的药物。如肺病见脾虚者，每兼用补脾的药物，使肺有所养而逐渐痊愈。肝阳上亢往往因于肾阴不足，每以平肝潜阳药与滋补肾经的药同用，使肝有所涵而亢阳自潜。若拘泥于见肺治肺、见肝治肝，单纯分经用药，其效果必受影响。故徐灵胎又指出："执经络而用药，其失也泥，反能致害。"此外还须注意，勿将中医脏腑经络定位与西医学的解剖部位混为一谈，因两者的含义与认识方法都不相同。归经主要是指用药后的机体效应所在，不能简单等同于药物成分在体内的分布。

五、毒性

毒性是指药物对机体的损害性。毒性反应与毒副作用不同，它对人体的危害性较大，甚至可危及生命。为了确保用药安全，必须认识中药的毒性，了解毒性反应产生的原因，掌握中药中毒的解救方法和预防措施。前人是以药物偏性的强弱来制定药物有毒、无毒及毒性大小的。有毒药物的治疗剂量与中毒剂量比较接近或相当，因而治疗用药时安全性小，易引起中毒反应。无毒药物安全性较大，但并非绝对不会引起中毒反应。人参、艾叶、知母等皆有发生中毒反应的报道，这与剂量过大或服用时间过长等有密切关系。2020年版《中国药典》中标注有毒性的中药饮片共计83种，其中大毒为10种、小毒为31种、有毒为42种。有毒药物的偏性强，根据以偏纠偏、以毒攻毒的原则，有毒药物也有其可利用的一面，古今利用某些有毒药物治疗恶疮肿毒、疥癣、麻风、瘰疬瘿瘤、癌肿癥瘕，积累了大量经验，获得肯定疗效。值得注意的是，在古代文献中有关药物毒性的记载大多是正确的，但由于历史条件和个人经验与认识的局限性，其中也有一些错误之处，如《神农本草经》认为丹砂无毒，且列于上品药之首;《本草纲目》认为马钱子无毒等。我们应当借鉴现代药理毒理学及临床研究成果，全面客观地认识中药的毒性。

六、中药的功效

中药功效是对中药治疗作用高度概括的表述形式，中药功效的确定和功效系统的形成，与中医辨证论治体系的形成和发展过程有着密不可分的关系。中药的主治是指其所主治的病证，又称为"应用"或"适应证"。功效与主治的关系，从认识方法而言，主治是确定功效的依据；从临床运用的角度来看，功效提示中药的适应范围。

中药功效是联系中药主治和性味归经的枢纽，其可分为两类。一是，对因治疗功效。在中医学中，病因的概念除指引起疾病的各种致病因素外，更重要的是指这些因素引起机体的一系列病理改变和病理产物，这需要从因果链的关系来理解。中药的对因治疗功效包含祛邪、扶正、调理脏腑功能、消除病理产物等方面的内容。祛风、散寒、除湿、清热、泻下、涌吐、解毒、杀虫等属于祛邪功效；益气、助阳、滋阴、补血等属于扶正功效；理气、活血、安神、开窍、潜阳、息风，重在调理脏腑气血功能；消食、利水、祛痰、化瘀等意在消除病理产物。祛邪、扶正、调理脏腑功能、消除病理产物四者之间有着密切的联系，因此上述划分又是相对的。二是，对症治疗功效。对症治疗功效是指能缓解或消除疾病过程中出现的某些症状，具有减轻痛苦，防止病势恶化的意义。止痛、止咳、止血、止呕、止咳平喘、止汗、涩肠止泻、涩精止遗等皆属对症治疗功效。对因治疗与对症治疗，前者属治本，后者属治标。临床遣方用药时，因根据具体病情，或治其本，或治其标，或标本兼治。

一味中药往往具有多种功效。不少药物往往既有对因治疗功效，又有对症治疗功效，临床选用药物应尽量利用该味药物多种功效的综合作用，以取得更好的治疗效果。

七、中药与食物关系

中药与食物的共同点是来源相同，而且是与生俱来的，均可用来防治疾病。不同点是中药的治疗作用大，疗效强，用药正确时效果满意，用药不当时会出现毒副作用；而食物的治疗效果不及中药那样突出和迅速，即使配食不当，也不至于立刻产生明显不良反应。但反过来说，药物虽然作用强但一般不会经常吃，食物虽然作用弱但天天都要食，所以如果不按照自身情况长期食用或偏食，也会因食物的作用之偏或多或少对身体健康产生有利或不利的影响，日积月累，从量变到质变，这种影响就变得很明显，甚至得病。

因此，我们要根据自身体质情况，随时调整饮食的结构和数量，做到有的放矢，对证下"药"，才能达到最大食疗和药疗效果。

第四节　中医药膳的基本制作方法与分类

　　中医药膳的形成是一个漫长又不断完善和发展的过程，其所用的中药和食物来源丰富，形式多样，且具有独特的制作方法，既不能单纯像中药那样炮制，又不能像一般食品那样烹饪。药膳是一种特殊的食品，除了一般的食品烹饪方法外，还要根据中药炮制理论来进行原材料加工。

一、中医药膳的基本制作方法

　　药膳通常是将中药材按中药炮制理论加工后，再采用中国膳食烹饪制作方法将二者融合，能巧妙地将中药与食物相配，以药借食味，食助药性，将"良药苦口"变为"良药可口"，常见的烹饪方法有蒸、煮、炒、炖、焖、煨、熬、熘、卤等。

　　蒸类：将药膳原料和调料拌好，装入碗中，置蒸笼内，用蒸气蒸熟。

　　煮类：将药物与食物放在锅内，加入水和调料，置武火上烧沸，再用文火煮熟。

　　炒类：先用武火将油锅烧热，再下油，然后下药膳原料炒熟。

　　炖类：将药物和食物同时下锅，加适量水，置于武火上，烧沸去浮沫，再置文火上炖烂而制成。

　　焖类：将药物与食物同时放入锅内，加适量的调味品和汤汁，盖紧锅盖，用文火焖熟。

　　煨类：将药物与食物置于文火上或余热的柴草灰内，进行煨制而成。

　　熬类：将药物与食物倒入锅内，加入水和调料，置武火上烧沸，再用文火烧至汁稠、味浓、粑烂。

熘类：是一种与炒相似的药膳，主要区别是需放淀粉勾芡。

卤类：将药膳原料加工后，放入卤汁中，用中火逐步加热烹制，使其渗透卤汁而制成。

由于传统意义上的药膳实际是一种厨房式疗效食品，商品化程度低，大大限制了其在现代社会的普及与发展，具有时代特征的新型中医药膳应运而生。其基本特征是：剂型新颖，服用量小，携带使用方便，保健功能明确，效果显著。这种新型药膳，其形式可以是基本保持传统药膳特征的速食菜肴，也可以是饮料、糖果、糕点、调味品等，还可以是以片剂、胶囊剂、口服液等形式出现的现代保健食品。新型中医药膳是中医药膳学理论与实践和现代科学技术相结合的结晶。

二、中医药膳的分类

药膳的种类很多，不同的分类方法可将药膳进行分门别类。

1. 按制作方法分类

按制作方法可分为：蒸类、煮类、炒类、炖类、焖类、煨类、熬类、熘类、卤类等。

2. 按药膳的性状分类

菜类：冷菜、蒸菜、炖菜、炒菜、卤菜等。

米面食品类：以米和面粉为基本原料，加一定补益药物或性味平和的药物制成的馒头、汤圆、包子等各种饭食。

粥食类：以米、麦等为基本原料，加一定补益药物煮成的半流体食品。这类药膳可以用具有药用价值的粮食制成，也可以由药物和粮食合制而成。

糕点类：按糕点的制作方法制成的，花样繁多，一般由专业厂家制作。

汤羹类：以肉、蛋、奶、海味等原料为主，加入药物，经煎煮而成较稠的汤液。

精汁类：将药物原料用一定的方法提取、分离后制成的有效成分较高

陈皮入膳调百味

——新会陈皮药膳集萃

的液体。

饮料类：将药物和食物浸泡和压缩，煎煮或蒸馏而制成的一种专供饮用的液体。

罐头类：将药膳原料按制造罐头的工艺制成。

糖果类：药物加入熬炼成的糖料经混合后制成的固体食品。

蜜饯类：以植物的干、鲜果实或果皮为原料，经药液煎煮后，再加入适量的蜂蜜或白糖制成。

3. 按药膳作用特点分类

温里散寒类：是用辛温或辛热药物与食物组成的药膳，有温散寒邪的功能，适用于各种虚寒性的病证。

理气止痛类：是用辛温通达药物与食物组成的药膳，具有行气理气止痛作用，适用于以情志抑郁、胀痛或攻窜痛、脉弦等症状为主的气滞证。

开胃消食类：是用消食导滞的药物与食物组成的药膳，具有开胃健脾、消积化滞的作用，适用于饮食积滞引起的脘腹胀满、嗳腐吞酸、恶心呕吐、不思饮食、大便失常，以及脾胃虚弱之消化不良等证。

解表散邪类：是用辛散药物与食物组成的药膳，具有发汗、解肌透邪的作用，使病邪外出，以解除表证，适用于感受外邪所致的恶寒、发热、头痛、身痛、无汗或有汗、脉浮等外感表证，还可用于水肿、咳喘、麻疹、风疹、风湿痹痛、疮疡初起等兼有表证者。

清热解毒类：是用寒凉药物与食物组成的药膳，具有清热解毒、止咳生津的作用，适用于气分实热证、湿热证、血分实热证、热毒证及虚热证。

祛风除湿类：是用温燥、苦寒或温通的药物与食物组成的药膳，具有祛除风湿、解除痹痛的作用，适用于风湿痹痛、筋脉拘挛麻木不仁、半身不遂、腰膝酸痛、下肢痿弱等病证。

祛痰止咳类：是用消痰或祛痰的药物与食物组成的药膳，具有化痰止咳平喘的作用，适用于外感或内伤引起的痰饮阻肺、肺失宣降的痰多咳嗽气喘，痰蒙清窍或引动肝风所致的眩晕、癫痫惊厥、脑卒中痰迷，以及痰阻经络所致的瘿瘤、瘰疬、阴疽流注等病证。

益气健脾类：是用甘温或甘平补脾气药物与食物组成的药膳，具有益气健脾的作用，适用于脾气虚证，症见食欲不振、脘腹胀满、大便溏薄、体倦神疲、面色萎黄、消瘦或一身浮肿，或脏器下垂等。

气血双补类：是用温补气血的药物与食物组成的药膳，具有补气养血的作用，适用于气血俱虚证，症见面色苍白、头晕心悸、气短乏力、舌质嫩淡、脉细弱等。

滋阴生津类：是用甘寒或甘凉的药物与食物组成的药膳，具有滋阴润燥、生津止渴作用，适用于肺、胃、肝、肾等阴虚证，症见皮肤、咽喉、口鼻眼目干燥，肠燥便秘等阴液不足和午后潮热、盗汗、五心烦热等。

助阳保健类：是用甘温或咸温补助阳气的药物与食物组成的药膳，具有温补肾阳、强身健体的作用，适用于肾阳虚证，症见肾阳不足的形寒肢冷、腰膝酸软、性欲淡漠、阳痿早泄、遗精滑精、尿频遗尿、宫寒不孕等证，还可以用于风湿痹证，筋骨痿软、遗精、遗尿、泄泻、胎动不安、咳喘、精血亏虚等兼有肾阳虚证者。

利水渗湿类：是用甘淡渗利的药物与食物组成的药膳，具有通畅小便、增加尿量、促进体内水湿之邪的排泄作用，适用于水湿内停所致的水肿、小便不利、淋证、黄疸、痰饮、泄泻、带下、湿疮、湿温、湿痹等。

其他类：除上述外，其他功效的药膳均归为本类，如安神益智类、润肠通便类、平肝息风类等。

古今医书浩瀚，前人所积累的有效药膳方不计其数。加之一方可以多用，一方常兼几法，在整理历代文献的过程中，为使分类细而不繁琐，简而不致笼统或挂漏，本书根据药膳作用特点进行了分类，也方便读者阅读和运用。

第二章

药膳的原料

第一节　新会陈皮的食疗价值

新会陈皮（图2-1）来源于芸香科小乔木植物橘 *Citrus reticulata* Blanco 及其栽培变种的成熟果皮，具有理气健脾、燥湿和胃的功效，是我国著名的药食两用中药材。早在上古时代，就有陈皮的相关记载了，相传在圭峰山、牛牯岭、古兜山，三峰一湖形成，其道地产区为广东新会。

扫码观看视频

陈皮首次被写进医书是在《神农本草经》中，并被列为上品，素有"百年陈皮，千年人参""一两陈皮一两金，百年陈皮赛黄金"的说法。在明代朱橚、滕硕、刘醇等著的《普济方》也有丰富的与新会陈皮应用的相关记载。到了清代，中医临床十分重视新会陈皮的应用，如张璐的《本经逢原》中记载："橘禀东南阳气而生，故以闽粤者最胜。橘之文采焕发于外，故其功用都在于皮，专行脾肺二经气分。橘红专主肺寒咳嗽多痰，虚损方多用之。"徐大椿的《药性切用》中记载："新会皮，即新会县橘皮。橘白：即新会白，功专和胃进食。橘红：即新会红，又名杜橘红，力能利

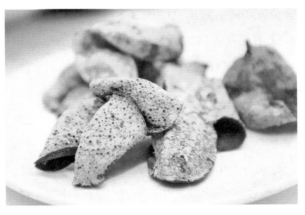

图2-1　新会陈皮

气化痰。一种广皮，单取外面薄皮；即名广橘红，功专入肺，理嗽散寒。连白功通陈皮，而性稍烈，阴虚肺胃燥热者均忌。"从古文献记载中可知，早在明清时期新会陈皮就被确立为陈皮道地药材。时至今日，新会陈皮作为广陈皮上品，已成为中国传统道地药材、广东三宝之首、十大广药及岭南八大保护中药品种之一，同时新会陈皮炮制技艺已入选传统医药（中药炮制技艺）国家级非物质文化遗产代表性项目名录。

新会陈皮富含维生素 E、钾、铁、膳食纤维等营养物质，这些物质都是人体所必需的，可为人体补充营养，达到养生保健目的。同时，新会陈皮中还含有大量的挥发油类成分，如柠檬烯、α−松油烯、γ−松油烯、α−蒎烯、β−蒎烯、石竹烯、伞花烃、α−松油醇以及 β−月桂烯等。研究表明，这些挥发油可直接作用于肠道平滑肌，降低正常家兔肠道收缩频率，对气管平滑肌有抑制作用、抗氧化作用。除挥发油成分外，还含有黄酮、生物碱、多糖、柠檬苦素、微量元素及其他非挥发性的成分，这些成分大多具有药理活性，如柑橘类所含有的多甲氧基黄酮类成分橙皮苷、川陈皮素、橘皮素等，有止咳化痰的作用。陈皮多糖是一种组分复杂的杂多糖，在抗氧化、抗衰老、预防肿瘤移植和转移、增强免疫力、降血糖等方面都具有较好的生理活性；陈皮中还含有多种微量元素，主要有硒（Se）、锌（Zn）、铜（Cu）、钾（K）、钠（Na）、钙（Ca）、镁（Mg）、锰（Mn）、铁（Fe）、钛（Ti）、铬（Cr）、锶（Sr）、钼（Mo）等，其中硒元素在人体中起到重要作用，研究表明该元素能影响中脑神经细胞的生长，有抗脂质过氧化自由基，改善免疫功能，防治克山病、鼻咽癌等作用。

新会陈皮的应用在古方剂中广为存在，含陈皮的复方多用于脾胃气滞、湿浊中阻、咳嗽痰多、脾胃气虚、胃失和降、水肿、泻痢、积聚及补气药的佐使等，如《食疗本草》记载"痰膈气胀：陈皮三钱"；《济生方》记载"脚气冲心或心下结硬，腹中虚冷：陈皮一斤，和杏仁五两（去皮尖）熬，少加蜜，捣和丸如梧桐子大"；《小儿药证直诀》记载"大肠秘塞，陈皮连白，酒煮，焙，研末"；《妇人良方》记载"产后尿秘不通者，陈皮一两，去白为末"；《张氏方》记载"产后吹奶，陈皮一两，甘草一钱"；《圣惠方》记载"聤耳出汁，陈皮（烧研）一钱，麝香少许"；《本草纲目》记载"陈皮治高，青皮治低，与枳壳治胸膈、枳实治心下同意。陈皮浮而升，入脾、肺气分"等。部分方剂一直沿用到现在的处方当中，主要用于呼吸系统和消化系统等疾病中，也用于心血管疾病和妇科疾病等。

新会陈皮营养丰富，药效显著，可入药膳，有很高的食疗价值。一方面，在菜肴中加入适量新会陈皮，可去除禽肉等食物的腥臭味和油腻，还可达到提鲜增香的目的；另一方面，陈皮药膳保留了陈皮的药用价值，药借食力，可达防病治病、养生保健的目的。如熬粥时放新会陈皮，吃起来芳香爽口，还能起到开胃化痰的功效；烧肉和炖排骨时放新会陈皮，味道鲜美而又不会感到油腻；用陈皮青皮制成二皮蜜饮，香甜可口，还可起到理气健脾的功效；高脂血症者常用陈皮金桔茶、陈皮山楂饮等达降脂保健的作用。新会陈皮还有方便服用的优势，出现咳嗽、胀气、有痰、食欲不振等症状时，用新会陈皮沏一壶茶、煮一锅粥、煲一碗汤即可缓解。

第二节 食物类原料的特点

药膳是在中医理论指导下，通过中药和食物相互配伍，采用传统和现代科学技术制作的膳食。其中，所用的食物原料包括粮食、蔬菜、食用菌、果品、禽肉、畜肉、水产品等种类。

一、粮食类

中医常以"五谷"概称粮食类原料。五谷，指稻、黍、稷、麦、菽，实际上是谷物豆类等粮食作物的总称。

谷物即稻、麦、高粱、玉米等植物之种仁，为我国人民的主食。南方人以大米为主，北方人以小麦为主。谷物富含糖类、蛋白质、B 族维生素（特别是硫胺素和尼克酸的重要来源），含脂肪较低，多集中于谷胚和谷皮部分，无机盐也较少。谷物中少数性味偏凉（如荞麦、薏苡仁）或偏温（如糯米），大多数性味甘平，能起到强壮益气之功效，对患者则需按其病情寒热虚实辨证选用。其中，谷芽和麦芽是中医用于消食健脾的常用食物。

豆类包括大豆、豌豆、蚕豆、绿豆、红豆等。豆类食品在我国人民膳食中占有特殊的地位，素有"植物肉"之美称，其含蛋白质的质和量可与各种肉类媲美，其中尤以大豆的蛋白质含量最为丰富，黑豆达 49%，黄豆为 36%，赤小豆最低，亦达 20%；蛋白质中氨基酸的成分亦与肉类食品相近。在日常生活中，豆类食品的食法很多，可煮饭熬粥，又可加工成豆腐、豆浆、豆干、腐乳等多种美味食品供作菜肴，是人们不可缺少的食品之一。更重要的是，其中所含脂肪主要为不饱和脂肪酸和磷脂，不含胆固醇，为高脂血症、冠心病、动脉硬化、肥胖症等患者的最佳食品。

陈皮入膳调百味
——新会陈皮药膳集萃

二、蔬菜类

凡可作菜的植物统称为蔬菜（图2-2），一般指人工栽培之品。

蔬菜的营养价值已被人们所公认。它含有大量的水分、丰富的碳水化合物、植物纤维素、维生素C、维生素B、无机盐和芳香物质，是人体内某些维生素、无机盐、糖类等的重要来源。蔬菜的种类很多，可分为茎叶类，如芹菜、菠菜、白菜等；根茎类，胡萝卜、芋芳等；瓜茄类：冬瓜、南瓜、茄子等。蔬菜是防病治病的良药。少数蔬菜性温暖（如香菜、大蒜等），能起到温中散寒，开胃消食的作用；大多数蔬菜性寒凉（如苦瓜、芹菜、茭白、藕等），以清热除烦、通利大小便、化痰止咳等功能为多见。

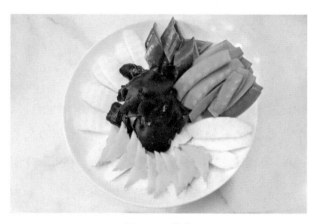

图2-2 蔬菜

三、食用菌类

食用菌类包括香菇、蘑菇、猴头菇、黑木耳、银耳等，味道鲜美，受到大众喜爱，被誉为"山珍之王""庖厨珍品"。食用菌营养丰富，尤其富含较全面的对人体代谢有非常重要作用的氨基酸。其所含的蛋白质、维生素也是食物小的"优质品"。食用菌脂肪含量较低，并且多系不饱和脂肪酸，食后不会引起身体发胖。食用香菇、猴头菇、银耳等食用菌，还可以改善机体神经系统功能，提高机体免疫力，能强身健体，延年益寿。因此，食用菌被国际上公认为"营养食品""保健食品"。食用菌所含营养成分中，有很多治疗功效，如防治高血压、冠心病、恶性肿瘤、贫血、骨质疏松症等。

四、果品类

凡可食的大部分植物的果实、种子及少部分植物的根茎，均归入果品类食物。果品类食物含有丰富的维生素和无机盐等人体必需的营养物质，是人们日常生活中必不可少的物质。果品按其性质和应用习惯，可分鲜果类如苹果、梨、香蕉；瓜果类如西瓜、甜瓜、黄瓜等；干果类如白果、花生、松子、芡实等。

五、禽肉类

凡人工饲养或野生的鸟类食物，称为禽肉类。"禽"为鸟类的通称，《本草纲目》中收载禽类食物约有80种之多，常作菜肴的有鸡、鸭、鹅、雀、鸽、鹌鹑等。禽肉类食品以甘平性味较多，其次为甘温。甘平益气，甘温助阳，甘淡渗湿通利。禽肉肉质细嫩，营养丰富，所含蛋白质多，脂肪少，胆固醇低，结缔组织少，维生素多，食后比猪肉等畜肉更易消化吸收，可做成美味的菜肴，亦可做粥食。病后、产后以及老幼皆宜。

六、畜肉类

凡大部分人工饲养牲畜动物及野生兽类动物的肉及脏器，均属于畜肉类食物。肉类食品是为人类提供动物脂肪和蛋白质的主要来源，是维持人体正常生理代谢及增强机体免疫力的重要物质基础，含优质蛋白质、丰富脂类物质、碳水化合物、无机盐、B族维生素，且其化学成分与人体组织的化学组成相近，尤其是必需氨基酸的组成接近人体的组织，人体对其吸收

陈皮入膳调百味——新会陈皮药膳集萃

率和利用率较高，又加之味道鲜美，故是人类重要的食物来源。

畜肉性味以甘、咸、温为多。甘能补，助阳益气；咸入血分、阴分，可益阴血；温以祛寒。因此，畜肉营养价值较高，阴阳气血俱补，适用于先天、后天不足或诸虚百损之人。但本品不宜过食，过食肉类易引起高脂血症、糖尿病的发生。脾虚、脾湿之人慎食。

七、水产类

水产类包括淡水鱼、海水鱼类和介壳、虾、蟹等类动物（海藻、紫菜、海带等植物亦属水产品）。这类食物亦是人类营养物质的主要来源，其中大部分水产类食物肌肉纤维细松，味道鲜美，容易消化，又含丰富的维生素和无机盐、人体必需的氨基酸和不饱和脂肪酸等，多量食用无增加胆固醇之忧，故属人们喜爱的食物。

鱼类药用有悠久的历史，一般认为，淡水鱼中的有鳞鱼类和鳝鱼性平或略偏温，适合体质偏寒之人服食，疮疖、麻疹及热病后之患者不宜多食；无鳞鱼类性平偏凉，适合体质偏热者食用。海产品普遍含碘较多，对于缺碘性疾病有很好的治疗作用，很多海鱼的肝脏又是提取鱼肝油的重要来源。介壳类中的龟鳖更是滋阴佳品，适合阴虚火旺体质者食用。

第三节 药物类原料的特点

药膳的常用药物均为天然药材，包括植物的根和根茎、果实和种子、茎叶、全草、花、皮以及动物、矿物质等。药膳用药物与食物相比，大多具有明显的寒、热、温、凉之性，其性味的偏性较食物更为显著，个别药物还有"小毒"，因此使用时需严格注意其炮制剂量和用法。同时，药物类原料在配伍宜忌、用法用量、烹调加工等方面均具有严格的要求，必须全面了解掌握。

1."药食同源"的品种

目前，经国家卫生健康委、国家市场监督管理总局批准既是食品又是中药材的物质，共110种。这些主要是中国传统上有食用习惯，民间广泛食用，但又在临床中使用的原料。

包括丁香、八角茴香、刀豆、小茴香、小蓟、山药、山楂、马齿苋、乌梢蛇、乌梅、木瓜、火麻仁、代代花、玉竹、甘草、白芷、白果、白扁豆、白扁豆花、龙眼肉（桂圆）、决明子、百合、肉豆蔻、肉桂、余甘子、佛手、杏仁、沙棘、牡蛎、芡实、花椒、赤小豆、阿胶、鸡内金、麦芽、昆布、枣（大枣、酸枣、黑枣）、罗汉果、郁李仁、金银花、青果、鱼腥草、姜（生姜、干姜）、枳椇子、枸杞子、栀子、砂仁、胖大海、茯苓、香橼、香薷、桃仁、桑叶、桑椹、桔红、桔梗、益智仁、荷叶、莱菔子、莲子、高良姜、淡竹叶、淡豆豉、菊花、菊苣、黄芥子、黄精、紫苏、紫苏籽、葛根、黑芝麻、黑胡椒、槐米、槐花、蒲公英、蜂蜜、榧子、酸枣仁、鲜白茅根、鲜芦根、蝮蛇、橘皮、薄荷、薏苡仁、薤白、覆盆子、藿香、人参、山银花、芫荽、玫瑰花、松花粉、粉葛、布渣叶、夏枯草、当归、山奈、西红花、草果、姜黄、荜茇、党参、肉苁蓉、铁皮石斛、西洋参、黄芪、灵芝、天麻、山茱萸、杜仲叶。

2. 可用于保健食品的中药名单

人参、人参叶、人参果、三七、土茯苓、大蓟、女贞子、山茱萸、川牛膝、川贝母、川芎、马鹿胎、马鹿茸、马鹿骨、丹参、五加皮、五味子、升麻、天冬、天麻、太子参、巴戟天、木香、木贼、牛蒡子、牛蒡根、车前子、车前草、北沙参、平贝母、玄参、生地黄、生何首乌、白及、白术、白芍、白豆蔻、石决明、石斛、地骨皮、当归、竹茹、红花、红景天、西洋参、吴茱萸、怀牛膝、杜仲、杜仲叶、沙苑子、牡丹皮、芦荟、苍术、补骨脂、诃子、赤芍、远志、麦冬、龟甲、佩兰、侧柏叶、制大黄、制何首乌、刺五加、刺玫果、泽兰、泽泻、玫瑰花、玫瑰茄、知母、罗布麻、苦丁茶、金荞麦、金樱子、青皮、厚朴花、姜黄、枳壳、枳实、柏子仁、珍珠、绞股蓝、葫芦巴、茜草、荜茇、韭菜子、首乌藤、香附、骨碎补、党参、桑白皮、桑枝、浙贝母、益母草、积雪草、淫羊藿、菟丝子、野菊花、银杏叶、黄芪、湖北贝母、番泻叶、蛤蚧、越橘、槐实、蒲黄、蒺藜、蜂胶、酸角、墨旱莲、熟大黄、熟地黄、鳖甲。

3. 保健食品禁用中药名单（注：毒性或者副作用大的中药）

八角莲、八里麻、千金子、土青木香、山莨菪、川乌、广防己、马桑叶、马钱子、六角莲、天仙子、巴豆、水银、长春花、甘遂、生天南星、生半夏、生白附子、生狼毒、白降丹、石蒜、关木通、农吉痢、夹竹桃、朱砂、米壳（罂粟壳）、红升丹、红豆杉、红茴香、红粉、羊角拗、羊踯躅、丽江山慈菇、京大戟、昆明山海棠、河豚、闹羊花、青娘虫、鱼藤、洋地黄、洋金花、牵牛子、砒石（白砒、红砒、砒霜）、草乌、香加皮（杠柳皮）、骆驼蓬、鬼臼、莽草、铁棒槌、铃兰、雪上一枝蒿、黄花夹竹桃、斑蝥、硫黄、雄黄、雷公藤、颠茄、藜芦、蟾酥。

第四节 药膳的禁忌

在烹调药膳时，应当注意中药与食物、食物与食物的配伍禁忌，这些禁忌部分为古人的经验，其中有些禁忌虽还有待于科学证明，但在没有得出可靠的结论以前还应参用传统说法，以慎重为宜；部分为现代营养学研究成果，应当避免使用，常见禁忌见表1所示。

表1 中药与食物之间常见禁忌

食物	禁忌	食物	禁忌
猪肉	反乌梅、桔梗、黄连、杏仁；合苍术食，令人动风；合荞麦食，令人落毛发，患风病；合鸽肉、鲫鱼、黄豆食，令人滞气	猪肝	忌山楂；合荞麦、豆酱食，令人发痼疾；合鲤鱼肠子食，令人伤神；合鱼肉食，令人生痈疽
猪血	忌地黄、何首乌；合黄豆食，令人气滞；合海带，令人便秘	猪心	忌吴茱萸
狗肉	反商陆；忌杏仁和茶	羊肉	反半夏、菖蒲；忌铜、丹砂和醋
兔肉	忌人参、橘子、鸡蛋	鲫鱼	反厚朴；忌麦冬、芥菜、猪肝
鳝鱼	忌狗肉、狗血	鲤鱼	忌朱砂、狗肉
鳖肉	忌薄荷、猪肉、兔肉、鸭肉、苋菜、鸡蛋	龟肉	忌薄荷、酒、果、苋菜
鸭蛋	忌李子、桑椹	雀肉	忌白术、李子、猪肝
蟹	忌柿、橘、枣	鸡肉	忌菊花、李子
白萝卜	忌蛇肉，不宜与人参、黄芪及党参等滋补类中药同食	胡萝卜	忌蛇肉、山楂；不宜与富含维生素C的蔬菜（如白萝卜、菠菜、番茄、辣椒等）、水果（如柑橘、柠檬等）同食，会破坏维生素C，降低营养价值

陈皮入膳调百味
——新会陈皮药膳集萃

食物	禁忌	食物	禁忌
绿豆	反榧子壳，害人	豆腐	忌蜂蜜、竹笋、菠菜和茭白
柿子	忌螃蟹、土豆、红薯和醋	栗子	忌杏仁
橘子	与兔肉同食，令人卒患心痛	木耳	忌麦冬、萝卜、田螺和茶
牛奶	忌丹参、桔子、柠檬、山楂、菜花、韭菜和醋	蜂蜜	忌地黄、何首乌；不宜与葱、蒜、洋葱、韭菜、莴苣、豆腐同食，易引起腹泻

此外，药膳中运用中药时还应注重辨证，而辨证用药的根本宗旨是避免不良反应，确保临床疗效。故凡用药与证治相违，即属证药忌，如寒证忌用寒药，热证忌用热药，邪盛而正不虚者忌用补虚药，正虚而无邪忌用攻邪药等，皆属中药使用原则。

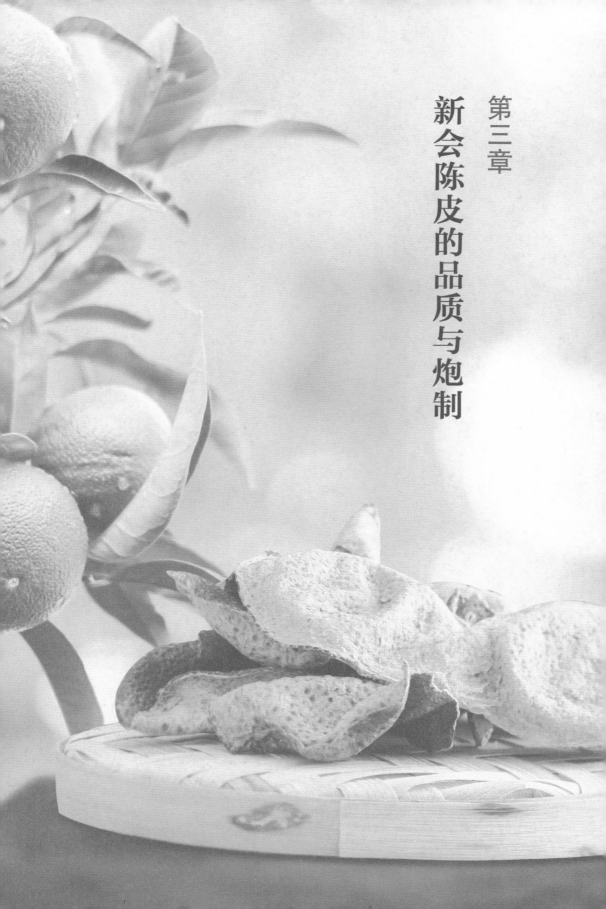

第三章

新会陈皮的品质与炮制

第一节　新会陈皮的品质

新会陈皮来源于芸香科植物橘栽培变种茶枝柑（*Citrus reticulata* 'Chachi'），又称为新会柑、大红柑的果皮。茶枝柑果（图3-1）与其他品种陈皮鲜果差异显著，有特殊的香味，柑果大小中等，果皮中等或较薄，果皮颜色以橙黄色、橙红色为主，果皮内表面疏松，果实横纵轴比值（即是测量以果实中心为圆心的直径与过果实中心垂直于直径的轴线长的比值），介于1～2之间。新会陈皮作为广陈皮中的道地药材，质量最优，其应用已得到广泛认可，获国

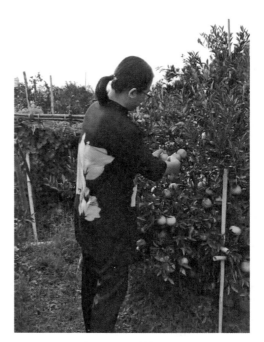

图3-1　茶枝柑

家质量监督检验检疫总局正式批准为"国家地理标志"产品。《地理标志产品新会陈皮》（DB44/T604）规定：新会陈皮特指在新会陈皮地理标志产品保护范围内栽培的茶枝柑（*Citrus reticulata* 'Chachi'），原产、主产广东新会的果皮经晒干或烘干，并在保护区域范围内贮存陈化三年以上的干品。

一、货式分类

传统按采收时期可分为大红皮、微红皮和柑青皮三种货式，还有幼果胎青也是一种货式。在药膳、茶、食品类陈皮制品都是以大红皮为上等主

要原材料，其香味和口感均优胜于微红皮和柑青皮。

（一）大红皮

大红皮又名红皮，是指果皮已基本着色，生理已基本成熟时（通常指农历小雪至小寒）采收果实所加工的皮。外表色泽棕红色至红黑色，有无数大而凹入的油室，皱缩十分明显。内表雪白、淡黄白至棕红色，海绵浮松状明显。质软，皮厚，气香，味辛、微甜。

（二）微红皮

微红皮又名黄皮，是指果皮开始着色，但未完全着色，生理仍未充分成熟时（通常指农历寒露至小雪）采收果实所加工的皮。外表色泽褐黄色至棕黄褐，有无数大而凹入的油室，皱缩较明显。内表雪白、淡黄白至棕红色，海绵浮松状不明显。质较硬，皮微厚，味辛、微苦、略甜。

（三）柑青皮

柑青皮又名青皮，是指果皮未着色，生理未成熟时采收果实所加工的皮。外表色泽青褐色至青黑色，有无数微凹入的油室点，不显皱缩。内表紧密光洁，雪白、淡黄白至棕红色。质硬，皮薄，味辛、苦，气芳香。

（四）胎青

胎青是指果皮绿色，生理尚属幼果（通常指 5 ～ 6 月）时采收的果实。圆球形，直径 0.8 ～ 1.5 厘米，基部稍突起。表面黑青色，稍粗糙，可见微凸起的小油点。质坚硬，断面棕黄色，中央瓤囊色深。气香，味苦、辛。

二、质量要求

（一）性状要求

新会陈皮：常 3 瓣相连，形状整齐，厚度均匀，约 1 毫米。外表面橙

陈皮入膳调百味——新会陈皮药膳集萃

黄色至棕褐色，点状油室较大，对光照视，透明清晰。质较柔软。

新会陈皮饮片：呈不规则的条状或丝状。外表面橙红色或红棕色，有细皱纹和凹下的点状油室。内表面浅黄白色，粗糙，附黄白色或黄棕色筋络状维管束。气香，味辛、苦。

（二）检查要求

1. 水分不得过 13.0%（通则 0832 第四法）。

2. 黄曲霉毒素　照真菌毒素测定法（通则 2351）测定。

取本品粉末（过二号筛）约 5 克，精密称定，加入氯化钠 3 克，照黄曲霉毒素测定法项下供试品的制备方法测定，计算，即得。本品每 1000 克含黄曲霉毒素 B1 不得过 5 微克，黄曲霉毒素 G2、黄曲霉毒素 G1、黄曲霉毒素 B2 和黄曲霉毒素 B1 的总量不得过 10 微克。

（三）含量测定

照高效液相色谱法（通则 0512）测定。

1. 色谱条件与系统适用性试验

以十八烷基硅烷键合硅胶为填充剂；以乙腈为流动相 A，以水为流动相 B，按下表中的规定进行梯度洗脱；橙皮苷检测波长为 283 纳米，川陈皮素和橘皮素检测波长为 330 纳米。理论板数按橙皮苷峰和川陈皮素峰计算均应不低于 2000。

表 1　梯度洗脱条件

时间（分钟）	流动相 A（%）	流动相 B（%）	检测波长（纳米）
0 ～ 10	22	78	283
10 ～ 20	22 → 48	78 → 52	283
20 ～ 35	48	52	330

2. 对照品溶液的制备

取橙皮苷对照品、川陈皮素对照品、橘皮素对照品适量，精密称定，加甲醇制成每 1 毫升含橙皮苷 0.2 毫克、川陈皮素 25 微克、橘皮素 15 微克的混合溶液，即得。

3. 供试品溶液的制备

取本品粗粉（过二号筛）约 0.2 克，精密称定，置具塞锥形瓶中，精密加入甲醇毫升 25 毫升，密塞，称定重量，超声处理（功率 300W，频率 40kHz）45 分钟，放冷，再称定重量，用甲醇补足减失的重量，摇匀，滤过，取续滤液，即得。

4. 测定法

分别精密吸取对照品溶液与供试品溶液各 5 微升，注入液相色谱仪，测定，即得。

本品按干燥品计算，含橙皮苷（$C_{28}H_{34}O_{15}$）不得少于 1.75%；含川陈皮素（$C_{21}H_{22}O_8$）和橘皮素（$C_{20}H_{20}O_7$）的总量，不得少于 0.40%。

三、等级规格

（一）选货等级

1. 一等品
外表面棕褐色，内面淡黄白色，气味浓。

2. 二等品
外表面暗棕色，内面类白色或灰黄色，气味较清香。

一等品与二等品共同点：常 3 瓣相连，形状整齐，厚度均匀，每片向外反卷且呈近宽椭圆形。放置日久者有无数大而凹入的油室，粗糙，有麻点。内面有分布不均匀的橘络。质柔软，有弹性，不易折断。气清香，味甘、微辛，嚼之稍有麻舌感。

（二）统货

常 3 瓣和不规则的片张，裂片多向外反卷。有无数大而凹入的油室。

外表面棕红色或暗棕色，内表面白色，略呈海绵状。片张较薄。气清香浓郁，味微辛。均要求无杂质、虫蛀、霉变、病斑。

四、鉴别方法

（一）基源

新会陈皮来源于芸香科植物橘栽培变种茶枝柑（*Citrus reticulata* 'Chachi'），其植物形态特征是：茶枝柑植物为常绿小乔木，枝扩展或下垂，有刺。叶互生，单身复叶，叶片近革质，椭圆形、卵形或披针形，长通常 4～8 厘米，宽 2.5～3 厘米，顶端钝，常凹头，基部楔尖，边缘多少有圆齿或钝齿，很少全缘，叶脉至叶片顶部凹缺处常叉代分枝，侧脉清晰，羽叶狭长或仅有痕迹，与叶片相连处有关节。花春夏间开放，白色，两性，1～3 朵腋生，花萼长约 3 毫米，不规则 5～3 裂，花瓣长圆形，长不超过 1.5 厘米，雄蕊 20～25 枚。果扁圆形，高 3.5～5 厘米，宽 4.5～6 厘米，顶部略凹，花柱痕迹明显，有时有小脐，蒂部有浅放射沟 4～8 条，果皮表面橙黄至橙红色，有光泽，油点凹入，基部平或隆起，顶部微凹入。果皮易剥离，厚 2.7～3.3 毫米，质松脆，充分成熟果皮白内层如棉丝状，有特殊芳香味；瓢囊 10～12 瓣，中心呈空柱状。种子 15～25 粒，卵圆形，淡黄褐色，端尖或钝，多胚。果实成熟期为 11 月下旬～12 月中旬。

（二）外观经验鉴别

新会陈皮可以通过观察表面特征、气味、颜色、质地、形状以及浸泡出来的茶水颜色，来辨别真伪、陈化的程度以及质量优劣，详见表 2。如果有虫蛀、烧皮、发霉等现象，则失去其药用价值。

表 2　新会陈皮外观经验鉴别要点

类别	特点	年份差异
表面	①新会陈皮果皮层较厚，海绵状浮松，无明显果肉瓣痕迹，油包颗粒较大，有明显突出感和油光，且分布稠密；②陈化后表皮呈猪鬃纹样纹理，表面有无数大小均匀且凹入的油点，皱缩十分明显，有光泽、有油气、通常有疤痕；③用指甲刮过新会陈皮表皮的地方有油光	①年份短的陈皮油光稍多；②年份长的陈皮油光略少
气味	①新会陈皮香气异常，醇厚浓郁时间越长而愈发奇香，好的新会陈皮能闻到馥郁的香味；②新会陈皮的挥发油种类多，香气独特、不单一，其香气是复合型的香气。而外地陈皮则由于挥发油种类少，香气微弱、单一，其香气随陈化年份长短发生的变化不大	①陈化 3～10 年的新会陈皮带刺鼻的香气和果酸味；②陈化 10～20 年的新会陈皮清香扑鼻，基本无果酸味；③陈化 20～40 年的新会陈皮刮破表层能嗅到甘醇香味，有老药材味；④陈化 50 年以上的新会陈皮弥足珍贵，随手拈起一片，闻气味，有药香、老药材的味道，历经岁月，陈香醇旧
颜色	干净鲜明，纹理清楚，有光泽。而外地陈皮则由于味道、历经岁月、产地的不同，陈皮颜色不统一，呈现青色、黄色、红色不等，颜色或深或浅，内皮的挥发油种类囊光滑无脱落感，皱纹不匀	①年份短的新会陈皮内表面雪白、黄白，外表面鲜红、暗红；②年份长的新会陈皮内表面陈化脱囊，呈古红或棕红，外表面棕褐色或红黑色
质地	新会陈皮陈久者轻、硬。外地陈皮则皮硬，容易折断、碎裂	梅雨天时用手去感触陈皮，年份越短皮身就越软；而年份越长的陈皮，皮身的手感就越硬，容易碎裂
形状	正宗新会陈皮的基部相连，规则三瓣状，片张反卷	经过数十年的陈化后，陈皮的形状若仍为三瓣完整无缺，为之极品
茶水颜色	新会陈皮泡茶的茶色青黄或黄红色，泡茶时间长，十几泡茶色仍很浓	①年份短的新会陈皮茶色青黄，其味酸中带苦；②年份长的新会陈皮茶色黄红（甚至红色），入口甘香醇厚

类别	特点	年份差异
口味	新会陈皮味微辛而不甚苦，过齿留香，有回甘口感，无苦涩味	①年份短的新会陈皮口味苦、酸、涩； ②年份长的新会陈皮口味甘、香、醇、陈

元代王好古云："橘皮以色红日久者为佳，故曰红皮、陈皮。"明代李士材的《雷公炮制药性解》中认为："陈皮，产广中，陈久者良。采时性已极热，如人至老成，则酷性渐减，收藏又复陈久，则多历梅夏，而烈气全消，温中而无燥热之。"故传统认为新会陈皮以"陈久者良"，有收藏价值，市场上有商家以年限来划分等级，但相同贮藏年限的陈皮，在不同贮存条件下，会有不同的陈化程度；同时，真实的贮藏年限不易追溯。因此，新会陈皮的商品不能片面强调年限，而忽略其药品属性，应以外观形、色、气、味的变化来体现陈皮的陈化程度。

（三）显微鉴别

本品粉末黄白色至黄棕色。中果皮薄壁组织众多，细胞形状不规则，壁不均匀增厚，有的成连珠状。果皮表皮细胞表面观多角形、类方形或长方形，垂周壁稍厚，气孔类圆形，直径 18 ～ 26 微米，副卫细胞不清晰；侧面观外被角质层，靠外方的径向壁增厚。草酸钙方晶成片存在于中果皮薄壁细胞中，呈多面体形、菱形或双锥形，直径 3 ～ 34 微米，长 5 ～ 53 微米，有的一个细胞内含有由两个多面体构成的平行双晶或 3 ～ 5 个方晶。橙皮苷结晶大多存在于薄壁细胞中，黄色或无色，呈圆形或无定形团块，有的可见放射状条纹。可见螺纹导管、孔纹导管和网纹导管及较小的管胞。

（四）理化鉴别

取本品粉末 0.3 克，加甲醇 10 毫升，超声处理 20 分钟，滤过，取滤液 5 毫升，浓缩至 1 毫升，作为供试品溶液。另取橙皮苷对照品，加甲醇制成饱和溶液，作为对照品溶液。照薄层色谱法（通则 0502）试验，吸取上述两种溶液各 2 微升，分别点于同一用 0.5% 氢氧化钠溶液制备的硅胶 G 薄层板上，以乙酸乙酯 – 甲醇 – 水（100∶17∶13）为展开剂，展至约 3 厘米，取出，晾干，再以甲苯 – 乙酸乙酯 – 甲酸 – 水（20∶10∶1∶1）的上层溶液为展开剂，展至约 8 厘米，取出，晾干，喷以三氯化铝试液，置紫外光灯（365 纳米）下检视。供试品色谱中，在与对照品色谱相应的位置上，显相同颜色的荧光斑点。

另取 2– 甲氨基苯甲酸甲酯对照品，加甲醇制成每 1 毫升含 0.1 毫克的溶液，作为对照品溶液，再取广陈皮对照提取物，加甲醇超声处理 20 分钟，制成每 1 毫升含 15 毫克的溶液，作为对照提取物溶液。照薄层色谱法（通则 0502）试验，吸取上述两种溶液及〔鉴别〕（2）项下的供试品溶液各 2 微升，分别点于同一硅胶 G 薄层板上，以甲苯 – 乙酸乙酯 – 甲醇 – 水（10∶4∶2∶0.5）10℃以下放置的上层溶液为展开剂，展至约 5 厘米，取出，晾干，再以环己烷为展开剂，展至约 8 厘米，取出，晾干，置紫外光灯（365 纳米）下检视。供试品色谱中，在与对照提取物色谱和对照品色谱相应的位置上，显相同颜色的荧光斑点（广陈皮）。

五、混淆品

因为新会陈皮为广陈皮道地药材，质量最优，市面销售价格较其他品种陈皮更高，故混充现象非常普遍。常见的易混淆品种有：①现在市场上流通较多的新会陈皮的混淆品（图 3-2）是广西陈皮。据考证，广西陈皮的原植物也是大红柑（Cirtrus reticulata'Chachi'），即茶枝柑，主要在广西钦州、防城港一带栽培，但因生长环境不同，品质有所差别，其特点是油点少，皮厚硬，味淡，无回甘感觉。②行柑主产于四会，是甜柑的选育品种，其特点是果扁圆形，果顶微凹或圆，蒂部圆，有多条不明显的放射沟，果皮较薄，平滑而光亮，果皮及瓤囊壁均

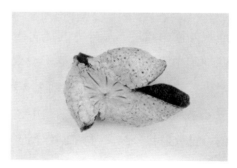

图 3-2　混淆品

较韧，种子阔卵形或近圆形，顶端钝或极少短尖。③八月橘主产于四会，又名砂糖橘，是早熟品种。特点是果皮粗糙而颜色比十月橘微红。④十月橘主产于四会，又名冰糖橘。特点是果扁圆形，顶部微凹，蒂部微凸，深橙黄色，部分橙红色，常有绿色色斑，皮厚2～3毫米。⑤年橘主产新会、龙门、清远、博罗等县和韶关地区，又名年橘。特点是叶缘向腹面卷，可与茶枝柑区分。花柱纤细而长，柱头小于或等于子房。果皮薄韧，油胞小。⑥广柑主产广东、四川、云南、湖南等。特点是完整果皮呈瓣状，略似陈皮，但较厚实，厚者可达2～3毫米。外表金黄色，粗糙，有多数凹下的油腺，比陈皮粗大，分布亦较疏，内表色白，附着有细小黄色的筋络，不易剥落。⑦新会甜橙主产新会县，有"广南橙子出新会者佳"之说。特点是果椭圆形或近圆球形，果面有圆环，橙黄至橙红色，果皮薄，难剥离，瓤囊9～2瓣，果心实，种子少或无，子叶乳白色，多胚。⑧榕林甜橘主产广东紫金县。特点是果皮呈橙红色，油胞中等大小，果顶有不甚明显的印圈，果蒂有3～4条短放射沟纹。⑨温州蜜柑原产浙江省。广东先后从湖南、江西等地引进30多个品系，主产韶关地区。特点是果肉汁多，无核或少核，瓤囊壁韧。

　　除了以上易混淆品外，因为陈皮陈化年份越久，陈皮收藏价值及药材价值更高，现在市场上还存在新会陈皮年份造假（图3-3）的情况。常见的造假方法有采用年份低的陈皮经茶水染色，适当添加一些食用盐，令颜色黏附在陈皮上不易掉色，晾干或烘干，反复操作模拟自然发酵陈化的过程制得。该种造假陈皮特点是假黑，不均匀，撕开蒂处橘络可见浅色条纹，内囊颜色不自然，没有岁月感，泡茶后陈皮味道淡。大家在选购时要特别注意区分，以免买到假劣产品。

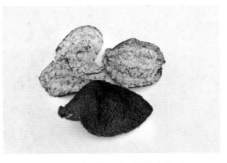

图3-3　年份造假的新会陈皮

第二节　陈皮的药用理论

陈皮药用历史悠久，具有理气健脾、燥湿化痰的功效，用于脘腹胀满、食少吐泻、咳嗽痰多等症，是一味中医临床常用药，其最早以"橘柚"之名最早记载于《神农本草经》中，后由唐代孟诜命名为陈皮记载于《食疗本草》中，历代中医药大家对其论述各有不同，若要用好陈皮这味中药，需更深刻了解各家论述，掌握其药用理论。

我国现存最早之药学著作《神农本草经》记载："橘柚，味辛温。主胸中瘕热逆气，利水谷。久服，去臭下气通神，一名橘皮。生川谷。"

魏晋南北朝时期医药学家陶弘景所撰《名医别录》记载："橘柚，无毒，主下气，止呕咳，除膀胱留热，下停水，五淋，利小便，治脾不能消谷，气冲胸中，吐逆，霍乱，止泄，去寸白，久服轻身长年，生南山，生江南，十月采。"

唐代甄权所撰《药性论》记载："橘皮，味苦辛。能治胸膈间气，开胃，主气痢，消痰涎，治上气咳嗽。"

五代时期吴越所撰《日华子诸家本草》记载："橘皮，暖。消痰，止嗽，破症瘕癖。核：治腰痛，膀胱气，肾疼。炒去壳，酒服。橘囊上筋膜治渴及吐。酒炒煎汤饮，甚验。一方：治诸吃噫。加枳壳服之效。"

南北朝刘宋·雷敩的《雷公炮炙论》记载："橘皮，凡使，勿用柚皮、皱子皮，其二件用不得。凡修事，须去白膜一重，细锉，用鲤鱼皮裹一宿，至明，出，用。其橘皮，年深者最妙。"

金元四大家之一李东垣所撰《珍珠囊补遗药性赋》记载："陈皮，味辛苦性温无毒。可升可降，阳中之阴也。其用有二：留白补胃和中；去白消痰泄气。"

金元四大家之一张元素所撰《医学启源》记载："橘皮，气温味苦，能益气。加青皮减半，去滞气，推陈致新。若补脾胃，不去白；若理胸中（滞）气，去白。《主治秘要》云：性寒味辛，气薄味浓，浮而升，阳也。其用有三：去胸中寒邪一也。破滞气二也。益脾胃三也。（少用同白术则益脾胃）；其多及独用则损人。又云：苦辛，益气利肺，有甘草则补肺，无则泻肺。"

元代吴瑞所撰《日用本草》记载："橘皮，能散能泻，能温能补，能消膈气，化痰涎，和脾止嗽，通五淋。中酒呕吐恶心，煎饮之效。"

明代倪朱谟所撰《本草汇言》记载："顾朽匏曰，橘皮总属理气之珍，若霍乱呕吐，气之逆也；泄泻下利，气之寒也；关格中满，气之闭也；食积痰涎，气之滞也；风寒暑湿，气之搏也；七情之部，气之结也；橘皮统能治之。其去白开痰，留白和脾。盖味辛善散，故能开气；味苦善泄，故能行痰；其气温平，善于通达，故能止呕、止咳，健胃和脾者也。东垣曰，夫人以脾胃为主，而治病以调气为先，如欲调气健脾者，橘皮之功居其首焉。然君白术则益脾，单则利脾，佐甘草则和气，否则损气。同竹茹、芩、连治呃逆，因热也；同干姜、桂、附治呃逆，因寒也。补中用之以益气，二陈用之以除痰，干葛用之以清胃解醒，平胃用之以消食去湿。"

明代缪希雍所撰《神农本草经疏》记载："橘皮，主胸中瘕热逆气，气冲胸中呕咳者，以肺主气，气常则顺，气变则逆，逆则热聚于胸中而成瘕，瘕者假也，如痞满郁闷之类也，辛能散，苦能泄，温能通行，则逆气下，呕咳止，胸中瘕热消矣。脾为运动磨物主脏，气滞则不能消化水谷，为吐逆、霍乱、泄泻等证，苦温能燥脾家之湿，使滞气运行，诸证自瘳矣。肺为水之上源，源竭则下流不利，热结膀胱，肺得所养而津液贯输，气化运动，故膀胱留热，停水、五淋皆通也。去臭及寸白者，辛能散邪，苦能杀虫也。"

明代张介宾所撰《本草正》记载："陈皮，气实痰滞必用。留白者微甘而性缓，去白者用辛而性速。"

明代杜文燮所撰《药鉴》记载："陈皮，气温，味辛微苦，气薄味浓，无毒，可升可降，阳中之阴也。必须年久者为美。去白性热，能除寒发表。

存白性温，能补胃和中。与白术半夏同用，则渗湿而健胃。与甘草白术同用，则补脾而益胃。有白术则补脾胃，无白术则泻脾胃，有甘草则补肺，无甘草则泻肺。故补中汤用之以益气，平胃散用之以消谷，二陈汤用之以除痰，干葛汤用之以醒酒。予尝用陈皮一斤，滚水泡去白令极净，乌梅大草青盐各四两，浓煎取汁浸透，晒半干，再入白糖六两拌匀，用紫苏叶薄荷叶上盖，蒸一炷香，每用少许，不拘时常服，治久嗽痰火，长服健胃和中，解酒毒。"

明代李士材所撰《雷公炮制药性解》记载："陈皮，味辛苦，性温无毒，入肺肝脾胃四经。主下气消食，化痰破结，止呕咳，定霍乱，疗吐泻，利小便，通五淋，逐膀胱留热，杀寸白诸虫，核治腰痛疝痛，叶治乳痈胁痛，肉能止渴，多食令人气逆生痰。去白者兼能除寒发表，留白者兼能补胃和中，微炒用，产广中，陈久者良。按：陈皮辛苦之性，能泄肺部。金能制水，故入肝家，土不受侮，故入脾胃，采时性已极热，如人至老成，则酷性渐减，收藏又复陈久，则多历梅夏，而烈气全消，温中而无燥热之。"

明清时期张璐所撰《本经逢原》记载："橘皮，苦辛温，无毒。产粤东新会，陈久者良。阴虚干咳，蜜水制用。妇人乳房壅癖，醋拌炒用。《本经》主胸中痰热逆气，利水谷，久服去口臭，下气通神。发明橘禀东南阳气而生，故以闽粤者最胜。其逾淮而北则变为枳，此地气使然，与人之乡音习俗无异。橘之文采焕发于外，故其功用都在于皮，专行脾肺二经气分。《本经》主治胸中痰热逆气，为消痰运食之要药。留白则补脾胃，去白则理肺气。同人参、白术则补脾胃。同人参、甘草则补肺。独用则泻肺损脾。其治百病，总是取其理气燥湿之功。同补药则补，同泻药则泻，同升药则升，同降药则降。脾乃元气之母，肺乃摄气之龠，故为二经气分药，但随所配而补泻升降也。同生姜则止呕，同半夏则豁痰，同杏仁治大肠气秘，同桃仁治大肠血秘，皆取其通滞也。橘红专主肺寒咳嗽多痰，虚损方多用之。然久嗽气泄又非所宜。按：橘皮下气消痰，其瓤生痰聚饮，一物而性之殊异如此。"

清代蒋介繁所撰《本草择要纲目》记载："橘皮，苦辛温无毒，又气薄味浓，阳中之阴也，可升可降。苦能泻能燥，辛能散能温，能补能和，化痰治嗽，顺气理中，调脾快膈，通五淋，疗酒病，其功当在诸药之上，皆

陈皮入膳调百味——新会陈皮药膳集萃

是取其理气燥湿之功，同补药则补，同泻药则泻，同升药则升，同降药则降，脾乃元气之母，肺乃摄气之仑，故橘皮为二经气分之药，但随所配而补泻升降也，故洁古张氏云，陈皮枳壳利其气而痰自下，盖此义也，同杏仁治大肠气，同桃仁治大肠血，皆取其通滞也。"

清代张志聪撰后由弟子高世栻续成的《本草崇原》记载："橘皮能达胃络之气，出于肌腠，故胸中之瘕热逆气可治也。利水谷者，水谷入胃，藉脾气之散精，橘皮能达脾络之气，上通于胃，故水谷可利也。久服去臭者，去中焦腐秽之臭气，而整肃脾胃也。下气通神者，下肺主之气，通心主之神，橘皮气味辛苦，辛入肺，而苦入心也。愚按：上古诸方，只曰橘皮个用不切，并无去白之说。李东垣不参经义，不礼物性，承讹，夫咳嗽非只肺病，有肝气上逆而咳嗽者，有胃气壅滞而咳嗽者，有肾气奔迫而咳嗽者，有心火上炎而咳嗽者，有皮毛闭拒而咳嗽者，有脾肺不和而咳嗽者。《经》云：五脏六腑皆令人咳，非独肺也。橘皮里有筋膜，外黄内白，其味先甘后辛，其性从络脉而外达于肌肉、毛孔，以之治咳，有从内达外之义。若去其白，其味但辛，只行皮毛，风寒咳嗽似乎相宜，虚劳不足，益辛散矣。后人袭方书糟粕，不穷物性本原，无怪以讹传讹，而莫之止。须知雷乃宋人，非黄帝时雷公也。业医者当以上古方制为准绳，如《金匮要略》用橘皮汤治干呕哕，义可知矣。日华子谓：橘瓤上筋膜，治口渴吐酒，煎汤饮甚效。以其能行胸中之饮而行于皮肤也。夫橘皮从内达外，凡汗多里虚，阳气外浮者，宜禁用之。"

清代汪绂所撰《医林纂要》记载："橘皮，上则泻肺邪，降逆气；中则燥脾湿，和中气；下则舒肝木，润肾命。主于顺气、消痰、去郁。"

清代黄宫绣所撰《本草求真》记载："橘皮（专入脾肺，兼入大肠）味辛而温。治虽专主脾肺。（时珍曰，脾乃元气之母。肺乃摄气之签。故橘皮为二经气分药）调中快膈。导痰消滞。利水破症。宣五脏理气燥湿。（汪自曰，大法治痰以健脾顺气为主。洁古曰，陈皮枳壳利其气而痰目下）然同补剂则补。同泻剂则泻。同升剂则升。同降剂则降。各随所配而得其宜。（凡补药涩药。必佐陈皮以利气）且同生姜。则能止呕。（十剂篇云，宣可去壅。生姜橘皮之属是也）同半夏则豁痰。同杏仁则治大肠气闭。同桃仁则治大肠血闭。至其利气。虽有类于青皮。但此气味辛温。则入脾肺而宣壅。不如青皮专入肝疏泄。而无入脾燥湿。入肺理气之故也。（诸湿皆属于脾。诸气皆属于肺）然多服亦能损气。（胃气亦赖痰养。不可用此尽攻）用补留白。下气消痰除白。（出圣济）即书所名橘红。（今人有以色红形小如枳实者代充。其破气实甚）然亦寓有发表之意。（以皮治皮意）核治疝痛偏坠。（凡核多入肾。而橘核尤入囊核。亦物类相感意。时珍曰，橘核入足厥阴肝。与青皮同功。故治腰痛 疝痛。及内 卵肿偏坠。或硬如石。或肿至溃。有极核丸。用之有效）叶散痈肿。（莫强中为丰城令时得疾。凡食已。辄胸满不下。百方不效。偶家人合橘红汤。因取尝之。似相宜。连日饮之。一日。忽觉胸中有物坠下。大惊目瞪。自汗如雨。须臾腹痛。下数块如铁弹子。臭不可闻。自此胸次廓然。其疾顿愈。盖脾之冷积也。其方用橘皮一斤去穣。甘草盐花各四两。为末。煮干点服。名二贤散。丹溪变为润下丸。用治痰气有效。惟气实人服之相宜。气不足者。不宜用之也）取广陈久者良。（陈则烈气消散。故名陈皮。与半夏同用。名为二陈）治火痰童便制。寒痰姜汁制。治下焦盐水制。核去皮炒用。"

　　清代汪昂所撰《本草备要》记载："陈皮能燥能宣，有补有泻，可升可降。辛能散，苦能燥、能泻，温能补、能和。同补药则补，泻药则泻，升药则升，降药则降。为脾、肺气分之药（脾为气母，肺为气龠。凡补药涩药，必佐陈皮以利气）。调中快膈，导滞消痰（大法治痰，以健脾顺气为主。洁古曰：陈皮、枳壳利其气，而痰自下），利水破症，宣通五脏，统治百病，皆取其理气燥湿之功（人身以气为主，气顺湿除，则百病散。《金匮》云：能解鱼毒、食毒）。多服久服，损人元气。入补养药则留白，入下气消痰药则去白（《圣济》云：不去白，反生痰）。去白名橘红，兼能除寒发表（皮能发散皮肤）。核治疝痛。叶散乳痈（皆能入厥阴，行肝气，消肿散毒。腰肾冷痛，橘核炒酒服良。《十剂》曰：宣可去壅，生姜橘皮之属是也。《泊宅编》曰：莫强中，食已辄胸满不下，百治不效。偶家人合橘皮汤，尝之似有味，连日饮之。一日坐厅事，觉胸中有物坠下，目瞪汗濡，大惊扶归，腹疼痛，下数块如铁弹，臭不可闻，自此胸次廓然。盖脾之冷积也，半年服药不知，功乃在橘皮。方用橘皮一斤，甘草、盐各四两，煮干点服，名二贤散。

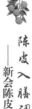

陈皮入膳调百味
——新会陈皮药膳集萃

蒸饼丸，名润下丸。治痰特有验。世医惟知半夏、南星、枳壳、茯苓之属，何足语此哉！丹溪曰：治痰，利药过多则脾虚，痰易生而反多。又曰：胃气亦赖痰以养，不可攻尽，攻尽则虚而愈剧）。广中陈久者良，故名陈皮（陈则烈气消，无燥散之患。半夏亦然，故同用名二陈汤）。治痰咳，童便浸晒。治痰积，姜汁炒。治下焦，盐水炒。去核、皮，炒用。"

清代四大温病学家之一叶桂所撰《本草经解》记载："陈皮，气温，味苦辛，无毒。主胸中瘕热逆气，利水谷，久服去臭，下气通神。陈皮气温，禀天春升之木气，入足厥阴肝经，味苦辛无毒，得地南西火金之味，入手少阴心经、手太阴肺经，气味升多于降，阳也，胸中者肺之分也，肺主气，气常则顺，气变则滞，滞则一切有形血食痰涎，皆假滞气而成瘕，瘕成则肺气不降而热生焉。陈皮辛能散，苦能泄，可以破瘕清热也，苦辛降气，又主逆气，饮食入胃，散精于肝，温辛疏散，肝能散精，水谷自下也，肺主降，苦辛下泄，则肺金行下降之令，而下焦臭浊之气，无由上升，所以去臭而下气也，心为君主，神明出焉，味苦清心，味辛能通，所以通神也。"

清代陈士铎所撰《本草新编》记载："橘皮（陈皮、青皮），味辛、苦，气温，沉也，阴中之阳，无毒。陈皮治高，青皮治低，亦以功力大小不同也。入少阳三焦、胆腑，又入厥阴肝脏、太阴脾脏。青皮，消坚辟，消瘟疟滞气，尤胁下郁怒痛甚者须投，却疝疏肝，消食宽胃。橘红名陈皮，气味相同，而功用少缓，和中消痰，宽胁利膈，用之补，则佐补以健脾；用之攻，则尚攻以损肺。宜于补药同行，忌于攻剂共享。倘欲一味出奇，未有不倒戈而自败者也。或问陈皮留白为补，去白为攻，然乎？此齐东之语也。陈皮与青皮，同为消痰利气之药，但青皮味浓于陈皮，不可谓陈皮是补而青皮是泻也。或问陈皮即橘红也，子何以取陈皮而不取橘红？夫陈皮之妙，全在用白，用白则宽中消，若去白而用红，与青皮何异哉，此世所以"留白为补，去白为攻"之误也。其实，留白非补，和解则有之耳。或问世人竟尚法制陈皮，不知吾子亦有奇方否？曰：陈皮制之得法，实可消痰，兼生津液，更能顺气以化饮食。市上贸易者非佳，惟姑苏尤胜。然又过于多制，惟取生津，而不能顺气。余有方更妙，用陈皮一斤，切，不可去白，清水净洗，去其陈秽即取起。用生姜一两，煎汤一碗，拌陈皮晒干。

又用白芥子一两，煮汤一碗，拌陈皮晒干，饭锅蒸熟，又晒干。又用甘草、薄荷一两三钱，煎汤，拌陈皮，又晒干，又蒸熟晒干。又用五味子三钱、百合一两，煎汤二碗，拌匀又蒸晒。又用青盐五钱、白矾二钱，滚水半碗拌匀，又蒸熟晒干。又用人参三钱，煎汤二碗，拌匀蒸熟晒干。又用麦门冬、橄榄各一两煎汤，照前晒干，收藏于磁器内。此方含在口中，津液自生，饮食自化，气自平而痰自消，咳嗽顿除矣。修合时，切忌行经妇人矣。或问陈皮用之于补中益气汤中，前人虽有发明，然非定论，不识先生之可发其奇否？夫补中益气汤中用陈皮也，实有妙义，非取其能宽中也。气陷至阴，得升麻、柴胡以提之矣。然提出于至阴之上，而参、芪、归、术，未免尽助其阳，而反不能遽受。得陈皮，以分消于其间，则补不绝补，而气转得益。东垣以益气名汤者，谓陈皮而非谓参、芪、归、术也。"

清代吴仪洛所撰《本草从新》记载："橘皮，宣、理气调中、泻、燥湿、消痰。辛能散，温能和，苦能燥能泻。为脾、肺气分之药（脾为气母、肺为气龠、凡用补药涩药、有宜佐陈皮以利气者）。调中快膈。导滞消痰。（大法治痰、以健脾顺气为主、洁古曰：陈皮定呕止嗽，利水破症，宣通五脏，统治百病，皆取其理气燥湿之功，入和中药，则留白，入疏通药，则去白，去白名橘红，兼能除寒发表（皮能发散皮肤）。气虽中和，亦损真元，无滞勿用。广产为胜，皮浓不脆，有猪棕纹（福建产者、名建皮、力薄、浙江衢州出者、名衢皮、更恶劣矣），陈久者良，故又名陈皮（陈则烈气消、无燥散之患、半夏亦然、故同用、名二陈汤）。治痰咳，童便浸晒，治痰积，姜汁炒，入下焦，盐水炒。（化州陈皮、消痰甚灵、然消伐太峻、不宜轻用、况此物真者绝少、无非柚皮而已。）"

清代徐大椿的《神农本草经百种录》记载："橘柚味辛温。主胸中瘕热逆气，开达上焦之气。利水谷。通利中焦之滞。久服，去臭，下气，通神。芳香辛烈，自能辟秽邪而通正气也。橘柚通体皆香，而皮辛肉酸，乃肝脾通气之药也。故凡肝气不舒，克贼脾土之疾，皆能已之凡辛香之药皆上升，橘柚实酸，酸主敛，故又能降气，不专于散气也。"

国家药典委员会 2020 年版的《中国药典》记载："陈皮，苦、辛、温。归肺、脾经。理气健脾，燥湿化痰。用于脘腹胀满，食少吐泻，咳嗽痰多。"

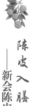

陈皮入膳调百味——新会陈皮药膳集萃

第三节　新会陈皮的炮制

　　中药炮制是按照中医药理论，根据药材自身性质以及调剂、制剂和临床应用的需要，所采取的一项独特的制药技术。中药材必须经过炮制成饮片后才能供临床使用，陈皮亦是如此，而不同的炮制方法和炮制效果将直接影响陈皮的临床疗效，为确保陈皮临床应用的安全性、有效性与完整性，历代医家对陈皮的炮制都十分重视。

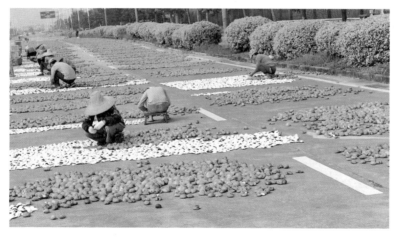

图 3-4　新会陈皮的炮制

一、新会陈皮炮制的历史沿革

　　新会陈皮作为广陈皮上品的一种，始载于明清时期张璐撰写的《本经逢原》，出现时间比陈皮、广陈皮晚，其炮制方法也是沿用了陈皮固有的一些传统炮制方法，书中载有蜜水制和醋拌炒用两种炮制方法。此后，其炮制多并入陈皮项，仍旧没有跳出陈皮炮制的范围。

（一）净制

最早提及陈皮需净制的是唐代孙思邈的《备急千金要方》，载有"去赤脉，去瓤"的净制方法，其后蔺道人则在《仙授理伤续断秘方》中指出"去白"的净制方法。进入宋元时期，陈皮的净制方法除基本沿袭了唐代的"去白""去瓤"外，还提出了"净洗"（《普济本事方》）、"洗去蒂"（《太平惠民和剂局方》）等，且对"去白""去瓤"方法描述更为具体，如"汤浸去白穰"（《类证活人书》）、"先以汤浸，磨去瓤"（《太平惠民和剂局方》）等。至明代医家在前人的基础上提出了"去灰土"（《普济方》）的陈皮净制方法，王肯堂则提到"去蒂及浮膜"（《证治准绳》）。现代对陈皮净制要求有如《中国药典》（2020 年版）"除去杂质"、《江西省中药饮片炮制规范》（2008 年版）"除去杂质抢水洗净"、《甘肃省中药炮制规范》（1980 年出版）"洗净泥土"等，未详细描述"去白""去瓤"是否归属于去杂质的范畴，而江门市新会区中医院特制新会陈皮饮片就保留了去囊的净制要求。

（二）切制

唐代王焘的《外台秘要》最早记载了陈皮需"切制"，其后昝殷的《食医心鉴》亦记载"切制"。至宋代，陈皮的"切制"有了更多具体的描述，如北宋王衮和钱乙分别提出"细切"和"锉细"，以及南宋朱佐提到的"锉大块"等，极大地丰富了陈皮的切制方法。其后历代基本沿用了上述切制方法，包括明代朱橚的《普济方》和李时珍的《本草纲目》都用"锉碎"或"锉细"方法切制。明代另一医家龚廷贤则提出"切丝"方法，这也是现代对陈皮切制的最常用方法，如《中国药典》（2020 年版）有"喷淋水，润透，切丝"的要求，现代还有如《江西省中药饮片炮制规范》（2008 年版）"剪成三角小块或切丝"、《广西壮族自治区中药饮片炮制规范》（2007 年版）"切丝或小块"、《云南省中药饮片标准》（2005 年版）"粉碎成中粉"等要求。

（三）炮炙

最早记载陈皮炮炙方法的是唐代《外台秘要》，有"炙黄焦香气出"之说，此后昝殷的《食医心鉴》增有炒制，《颅囟经》则增加醋制，满足了唐

陈皮入膳调百味——新会陈皮药膳集萃

朝对陈皮炮制品的需求。至宋代，除沿用前人的方法之外，又发展了一些其他制法，如巴豆制、麸制、姜制、童便制、黑豆制、盐制等，且炮制方法描写更为具体，可操作性更强，为陈皮炮制革新的鼎盛期。至金元时期，陈皮的炮制方法没有大的发展，大多只是沿袭前代的炮制方法。迄明代，陈皮的炮制工艺在宋代的基础上有了进一步的继承和创新，炮制品种达数十种，新增了诸如煅制、蜜制、米泔水制、鲤鱼制、蒸制等方法。至清代，陈皮的炮制方法在秉承先人的制法上，又有质的突破，提出用香附、白矾、甘草合乌梅等多种辅料分别炮制陈皮，使陈皮炮制品种达到 20 多种，进一步丰富了陈皮的炮制品，满足了临床不同需求。现代炮制方法沿用了净选、切制及蒸制、麸炒、土炒、炭制、盐灸、蜜制等炮制方法，《中国药典》（2020 年版）中记载陈皮"除去杂质，喷淋水，润透，切丝，干燥"为主流的炮制方法。

新会陈皮地域特色明显，属于国家地理标志产品，其采集、产地加工和贮存都非常讲究，有其一套独特的传统技艺。首先，新会陈皮非常讲究采收时期，不同采收期加工出货方式也不同，分农历立秋至秋分、秋分至立冬、立冬至冬至后三个采收时段。其次，新会陈皮的产地加工讲究"拣果考眼力，二三刀开皮，翻皮看门路，晒皮趁天气"。果以扁身油皮方为上品；以"对称二刀""正三刀"或"丁字二刀"为正统开皮方法；以"冬前好天气，失水软翻皮；自然陈晒制，晾晒不迟疑"为内行翻晒皮方法。最后，新会陈皮的贮存条件要求高，需存放在地势较高、自然通风、干燥且三离（离地、离墙、离顶）的地方，同时要做好措施，适时防烧、防霉、防虫和防潮，旧皮定装定仓，适时返晒。陈化 3 年或 3 年以上，才能称之为"新会陈皮"。传统的"麻绳串灶尾熏，麻袋装阁楼放"等存皮做法也独具当地特色。

二、新会陈皮的炮制理论

本文对陈皮药用理论已进行了整理归纳，里面也蕴含了很多新会陈皮炮制的理论，如《珍珠囊补遗药性赋》中曰"陈皮，味辛苦性温无毒。可升可降，阳中之阴也。其用有二：留白补胃和中；去白消痰泄气"；《雷公炮制药性解》中"陈皮，采时性已极热，如人至老成，则酷性渐减，收藏又复陈久，则多历梅夏，而烈气全消，温中而无燥热之"；《本经逢原》中"橘皮，阴虚干咳，蜜水制用。妇人乳房壅癖，醋拌炒用"；《本草备要》中"治痰咳，童便浸晒。治痰积，姜汁炒。治下焦，盐水炒。去核、皮，炒用"；《本草新编》中"陈皮制之得法，实可消痰，兼生津液，更能顺气以化饮食。市上贸易者非佳，惟姑苏尤胜。然又过于多制，惟取生津，而不能顺气"等。这些独特的见解对当时指导临床合理选择陈皮炮制品具有重要意义，也影响了部分陈皮制剂原料的选择。

三、新会陈皮的炮制方法

新会陈皮保有陈皮传统的一些净制、切制及炒制等炮制方法。古代陈皮的炮制方法归纳起来有20多种，首先有经净制、切制的生品，还有经清炒法、焙法、烧炭法、熬法、蒸法、煮法、麸炒法、蜜炙法、酒炙法、泔水浸法、醋炙法、童便炙法、黑豆煮法、姜炙法、盐炙法、巴豆炒法、鲤鱼皮裹法、明矾炒法、米炒法、面炒法、土炒法、香附炒法、甘草炙法、乌梅炙法及复制法等方法制备的炮制品。现代的陈皮炮制方法基本是古代炮制方法的延续与发展，并且因炮制地方不同形成了一些具有地方特色的炮制方法，收载于各地炮制规范中，详见表3。

表3　陈皮现代炮制方法

炮制品	炮制方法	性状	炮制作用
陈皮	除去杂质，喷淋水，润透，切丝，干燥《中国药典》（2020年版）	呈不规则的条状或丝状。外表面橙红色或红棕色，有细皱纹和凹下的点状油室；内表面浅黄白色，粗糙，附黄白色或黄棕色筋络状维管束。气香，味辛、苦	理气健脾，燥湿化痰。用于脘腹胀满，食少吐泻，咳嗽痰多
	除去杂质，喷淋清水，闷润，切丝或小块，阴干；新鲜陈皮洗净，置蒸笼内蒸至上汽后半小时，取出，闷一夜，切丝或小块，干燥，筛去灰屑《广西壮族自治区中药饮片炮制规范》（2007年版）	干燥的丝或块，外表面橙黄色至红棕色，偶见黄绿色，有皱纹及凹下的点状油室；内表面浅黄色，粗糙，附黄白色或黄棕色筋络状维管束；质稍硬而脆或柔软。气香，味辛、苦。无杂质，无霉蛀	理气健脾，燥湿化痰。用于胸脘胀满，食少吐泻，咳嗽痰多

炮制品	炮制方法	性状	炮制作用
陈皮炭	取原药材，除去杂质，置锅内加热，炒至黑褐色及时喷淋清水，取出，放凉《天津市中药饮片炮制规范》（2018年版）	呈块状。表面黑褐色，内部棕褐色，质松脆易碎	炒炭后去除燥烈之性味苦涩，增强止泻止血作用
	除去杂质润透，切丝，阴干，置热锅内，用武火炒至黑褐色，喷淋清水少许，熄灭火星取出，晾干《宁夏中药饮片炮制规范》（2017年版）	本品呈丝状，表面黑褐色内部棕褐色。质松脆易碎。气微味淡	止血，化痰。用于痰中带血
	取陈皮丝，置热锅内，用武火150～180℃炒至表面黑褐色，喷淋清水少许，熄灭火星，取出，晾干《北京市中药饮片炮制规范》（2008年版）	本品呈丝状。表面黑褐色。质松脆易碎。气微，味淡	止血，化痰。用于痰中带血
	取净陈皮丝照炒炭法（炮制通则）炒至外呈黑色，内呈黑褐色，喷洒凉水，灭尽火星，取出，晾一夜《河南省中药饮片炮制规范》（2005年版）	形如陈皮丝片表面黑褐色，内部棕褐色，质松脆易碎。气微，味淡	用于止血
	取净陈皮丝，置热锅内，中火炒至表面呈黑褐色时，喷淋清水少许，灭尽火星，取出，及时摊凉，凉透《山东省中药饮片炮制规范》（2012年版）	形如炒陈皮，表面呈黑褐色，内部棕褐色。质松脆易碎。气微，味淡	理气健脾，燥湿化痰。用于脘腹胀满，食少吐泻，咳嗽痰多
	将净陈皮块用武火炒至表面黑色，内碴成黄色时，洒水适量，摊开，晾凉《甘肃省中药炮制规范》（1980年出版）	性状特征参考其他省市炮制规范	理气健脾，燥湿化痰，开胃止呕。用于脾胃不和，胸腹胀满，呕吐泄泻，咳嗽多痰

炮制品	炮制方法	性状	炮制作用
蜜麸炒陈皮	取陈皮照蜜麸炒法（附录Ⅰ）用蜜炙麸皮拌炒至内表面呈黄色，筛去麸皮《上海市中药饮片炮制规范》（2018年版）	外表面暗红棕色至暗红褐色，内表面黄白色至淡黄色，略具焦香气	本品麸炒用长于和胃
麸炒陈皮	取陈皮块片或丝，用麸炒至黄色为度。每100千克陈皮，用麦麸20千克《江西省中药饮片炮制规范》（2008年版）	形如陈皮，外表面色泽加深	增强理气健脾的作用
	取陈皮，除去杂质，湿润后，切丝，照麸炒法（通则0213）炒至颜色变深《四川省中药饮片炮制规范》（2015年）	呈不规则的丝条状。外表面橙红色或红棕色，有细皱纹和凹下的点状油室。气芳香，味苦，炒后颜色加深	可增强健脾和中作用
	炒陈皮取净陈皮丝，照麸炒法炒至颜色变深《重庆市中药饮片炸制规范及标准》（2006年）	形如陈皮，颜色加深，气香	理气健脾，燥湿化痰。用于胸脘胀满，食少吐泻，咳嗽痰多
炒陈皮	取净陈皮，照清炒法（《中国药典》2015年版四部通则0213）用文火炒至外表面深黄色，取出晾凉《江苏省中药饮片炮制规范》（2020年版第一册）	本品呈不规则丝状，外表面深黄色，略见焦斑，有细皱纹和凹下的点状油室。内表面黄白色，粗糙，附黄白色或黄棕色筋络状维管束。质稍硬而脆。气香，味辛、苦	理气健脾，燥湿化痰。用于脘腹胀满，食少吐泻，咳嗽痰多
	取陈皮饮片，照清炒法炒至表面色变深，微具焦斑时，取出，摊凉《浙江省中药炮制规范》（2015年版）	呈丝条状。外表面橙红色至棕褐色，微具焦斑，有细皱纹及下凹的点状油室；内表面浅黄白色，粗糙，附有黄白色或黄棕色网络状维管束，气香，味辛、微苦	理气健脾，燥湿化痰。用于胸脘胀满，食少吐泻，咳嗽痰多

炮制品	炮制方法	性状	炮制作用
炒陈皮	取净陈皮丝，置锅内，文火微炒，取出，放凉《山东省中药饮片炮制规范》（2012年版）	不规则的丝片状，丝宽约3毫米厚1～4毫米。外表面橙红色或红棕色，有细皱纹和凹下的点状油室；内表面浅黄白色，粗糙，附黄白色或黄棕色筋络状维管束。质脆易碎。气香，味辛、苦	理气健脾，燥湿化痰。用于脘腹胀满，食少吐泻，咳嗽痰多
土陈皮	取净陈皮丝，照土炒法（炮制通则）炒至表面呈焦黄色。每100千克陈皮丝，用灶心土30千克《河南省中药饮片炮制规范》（2005年版）	形如陈皮丝，表面焦黄色	增强健脾消食作用
土陈皮	先将锅用文火加热，放入灶心土细粉，待翻动土粉呈较轻松状态时，倒入净陈皮丝，翻炒至表面挂匀土粉，微带焦斑时，及时取出，筛去土粉，放凉《山东省中药饮片炮制规范》（2012年版）	不规则的丝片状，丝宽约3毫米，厚1～4毫米。外表面棕黄色或棕褐色，有细皱纹和凹下的点状油室；内表面浅黄白色，粗糙，附黄白色或黄棕色筋络状维管束。表面挂匀土粉，带焦斑。质脆易碎，略有焦土气。气香，味辛、苦	理气健脾，燥湿化痰。用于脘腹胀满，食少吐泻，咳嗽痰多
蒸陈皮	取净陈皮，湿润后，蒸3～4小时，闷1夜，取出，切丝，低温干燥	蒸后内表面变为棕红褐色，质硬，气清香。味苦、辛，性温	蒸后减少辛燥之性
蒸陈皮	取陈皮除去杂质，湿润后，照蒸法（通则0213）蒸透，取出，切丝，低温干燥《四川省中药饮片炮制规范》（2015年）	呈不规则的丝条状。外表面橙红色或红棕色，有细皱纹和凹下的点状油室。蒸后内表面变为棕红褐色，质硬，气清香	蒸制可缓和药性

炮制品	炮制方法	性状	炮制作用
蜜陈皮	取原药材，除去杂质，喷淋水，润透，切丝，干燥，取炼蜜，加适量开水稀释，加入净陈皮丝，拌匀，闷透，置锅内，用文火加热，炒至黄色不黏手时，出锅，放凉。每100千克陈皮，用蜂蜜19千克《福建省中药饮片炮制规范》（2012年版）	不规则的宽丝状，宽5～10毫米，表面深黄色，有凹下的点状油室，内表面淡黄色或黄白色。质稍硬而脆。微黏手，具蜜香气，味甘	蜜炙增强止咳功能
	制陈皮取净陈皮，剪成小方块，再取蜂蜜用文火炼成老蜜，将陈皮块倒入，炒成黄色时，出锅，摊开，晾凉。每陈皮100千克，用蜂蜜18.75千克《甘肃省中药炮制规范》（1980年出版）	性状特征参考其他省市炮制规范	理气健脾，燥湿化痰，开胃止呕。用于脾胃不和，胸腹胀满，呕吐泄泻，咳嗽多痰
盐陈皮	取原药材，除去杂质，喷淋水，润透，切丝，干燥，照盐水炙法（附录Ⅱ）炒干《福建省中药饮片炮制规范》（2012年版）	不规则的宽丝状，宽5～10毫米。表面深黄色，偶有焦斑。气香，味辛、微苦、微咸	盐炙增强降气化痰功能
	取净陈皮，剪成小方块，再用大青盐化水，倒入，文火炒拌均匀，出锅，摊开，晾凉。每陈皮100千克，用大青盐3千克《甘肃省中药炮制规范》（1980年出版）	性状特征参考其他省市炮制规范	理气健脾，燥湿化痰，开胃止呕。用于脾胃不和，胸腹胀满，呕吐泄泻，咳嗽多痰

炮制品	炮制方法	性状	炮制作用
制陈皮	取净陈皮丝,加醋、姜汁、盐拌匀,闷透,置适宜的蒸制容器内,用蒸汽加热至圆气,取出,干燥。每100千克陈皮,用醋5千克、姜汁5千克、盐3千克。姜汁:先将生姜洗净,捣烂,加水适量,压榨取汁,姜渣再加水适量重复压榨一次,合并汁液,即为"姜汁"。姜汁与生姜的比例为1:1《湖北省中药饮片炮制规范》(2018年版)	本品呈不规则的条状或丝状。外表面棕褐色至黑褐色,有细皱纹和凹下的点状油室。内表面浅黄色至黄棕色,粗糙,附黄白色或黄棕色筋络状维管束。微有姜香气,味辛、苦	理气健脾,燥湿化痰。用于脘腹胀满,食少吐泻,咳嗽痰多
	取原药材,除去杂质,喷淋水,润透,切丝,干燥,照蒸法或煮法(附录Ⅱ)蒸至辅料汁(生姜捣烂取汁,与醋、盐混合均匀即得)吸尽,放凉,干燥。每100千克陈皮,用醋5千克、姜5千克、盐3千克《福建省中药饮片炮制规范》(2012年版)	不规则的宽丝状,宽5~10毫米,外表面棕褐色至黑褐色,内表面浅棕色至棕褐色具橘皮及姜醋混合之特殊气味	增强和胃、理中、解郁、降逆功能
醋陈皮	取陈皮饮片,置容器内,加醋拌匀,闷润,吸尽。用文火炒干,外表面呈黄褐色至棕褐色,略有焦斑,取出,晾凉,筛去碎屑,即得。每1000克陈皮饮片,用醋200克《云南省中药饮片标准》(2005年版)	本品为粗丝,宽5~10毫米。外表皮黄棕色至黄褐色,可见焦斑,有凹陷的油点,内表面浅棕黄色,粗糙,质松脆,气香,味苦辛	理气健脾,燥湿化痰。用于胸脘胀满,食少吐泻,咳嗽痰多

炮制品	炮制方法	性状	炮制作用
陈皮粉	取药材，净选，洗净，阴干或低温干燥，粉碎成中粉，即得《云南省中药饮片标准》（2005年版）	本品为黄白色至黄棕色，气香、味辛、苦、微甘。粒度照粒度测定法（《中国药典》一部附录，单筛分法）测定，应符合中粉的规定	理气健脾，燥湿化痰。用于胸脘胀满，食少吐泻，咳嗽痰多

新会陈皮除了有一些陈皮传统的炮制方法外，人们也不断深入研究其更新的炮制方法，以保证该品质量上乘，临床疗效更好。如有些人晾晒陈皮时，为减少对自然条件的依赖，采用烘干机烘干陈皮，该法能提高工作效率，有利于专业化、规模化，同时可减少机械污染，提高果皮品质，有较好的经济效益；有些人为缩短传统蒸法蒸制时间，在传统炮制的基础上采用加压蒸制的方法，有周期短、操作简单和质量稳定等优点；有些人为将陈皮饮片切制均匀，采用面条机切制陈皮，陈皮丝粗细、大小均匀，损耗少，效率高；有些人研究出一种高效速香的新会陈皮炮制方法，将白酒均匀地喷洒在干柑皮两面闷1小时后，放入蒸笼蒸5分钟，取出，晒干，放入密封容器内，于30～33℃保存1年后便成为浓郁香醇的新会陈皮制品。不少医药工作者在改进陈皮炮制工艺、提高炮制质量、研究炮制作用机理等方面做了大量工作，促进了新会陈皮炮制技术的发展。

陈皮入膳调百味
——新会陈皮药膳集萃

第四章

古代文献记载的陈皮药膳配方

扫码查看

☑ 陈皮药膳制法
☑ 中医药膳课程
☑ 食药互补方法
☑ 中医理论基础

第一节　温里散寒类

1. 陈皮粥（《圣济总录》）

【原料】陈皮、苎麻根各30克，高良姜9克，粳米25克。

【做法】前3味共为末，每取15克水煎取汁与粳米煮粥，入食盐少许调味。

【功效】功能温中散寒，理气止痛。适用于腹冷气痛、恶心呕吐、脘腹胀满、妊娠小腹冷痛下血等。

【服法】早晚空腹温服。

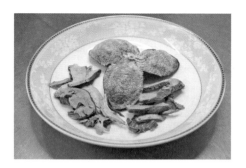

图 4-1　陈皮粥部分原料

2. 良姜炖鸡块（《饮膳正要》）

【原料】公鸡1只，陈皮3克，胡椒3克，高良姜6克，草果6克，调料适量。

【做法】诸药装入纱布袋内，扎口；鸡去毛及内脏，洗净，切块，入锅内，加水、药袋和葱、姜、酱油、盐、醋少许。小火煨炖熟烂。

【功效】功能温中散寒，益气补虚。适用于脾胃虚寒导致的脘腹冷气窜痛、呕吐泄泻、反胃食少、体虚瘦弱等；亦可用于风寒湿痹、寒疝疼痛、宫寒不孕、虚寒痛经等。

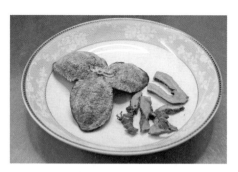

图 4-2　良姜炖鸡块部分原料

【服法】随意食。

【使用注意】肠胃湿热泄泻、外感发热、阴虚火旺者不可服食。

3. 牛肉脯（《饮膳正要》）

【原料】牛肉 2500 克，胡椒、荜茇各 15 克，陈皮、草果、缩砂、高良姜各 6 克，生姜汁 300 毫升，葱汁 60 毫升，盐 200 克。

【做法】牛肉去脂膜，洗净后切作大片；胡椒、荜茇、陈皮、草果、缩砂、高良姜同为末，与生姜汁、葱

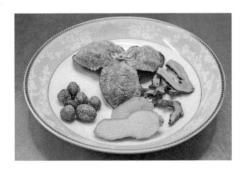

图 4-3 牛肉脯部分原料

汁、盐、牛肉片拌匀，腌制 2 日取出，焙干作脯。

【功效】功能温中散寒，补益脾胃。适用于脾胃虚寒、脘腹隐痛、喜温喜按、不思饮食等。

【服法】随意食。

4. 猪肚羹（《普济方》）

【原料】猪肚 1 个，人参、生姜各 15～30 克，陈皮 3 克，芦根 10～15 克。

【做法】猪肚用盐洗干净；诸药洗净，切碎，人参、生姜、陈皮装入猪肚内，用线缝合。以水 2700 毫升煮芦根至 2500 毫升去渣，用汁煮猪

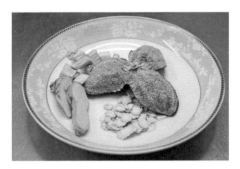

图 4-4 猪肚羹部分原料

肚至烂熟，取出，除去猪肚里的药渣。将猪肚细切作羹。随意食。

【功效】功能健脾益胃，止呕。适用于脾胃虚寒、恶心呕吐、食不下、体虚形瘦、少气无力等。

【服法】随意食。

5. 猪肝毕罗（《太平圣惠方》）

【原料】猪肝 1 具，干姜、芜荑各 15 克，陈皮、诃黎勒、缩砂仁各 22.5 克，面粉适量。

【做法】猪肝勿着水，去筋膜，切作柳叶片；干姜炮制；芜荑微炒；陈皮烫去白，炒为淡黄色；诃黎勒炮去核。诸药共为末，与猪肝片掺拌均匀，以和好的面作毕罗，外面再裹三层湿纸，置灰火中煨熟，剥去纸。

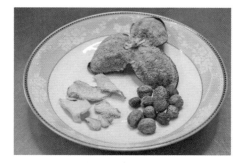

图 4-5　猪肝毕罗部分原料

【功效】功能健脾和胃，温中止痢。适用于脾胃虚寒、久泻久痢、脘腹冷痛、食少呕恶、体虚羸瘦等。

【服法】空腹食。

6. 酿猪肚方（《太平圣惠方》）

【原料】獖猪肚一个，杏仁、人参、白茯苓、黄牛酥各 30 克，陈皮（去白瓤）15 克，干姜、芜荑、汉椒、莳萝、胡椒各 7.5 克，大枣（二十一枚去核切），糯米 250 克。

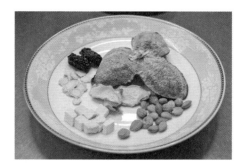

图 4-6　酿猪肚方部分原料

【做法】上诸药，捣罗为末，每用药一两。入酥枣、杏仁米等，相和令匀，入猪肚内，以麻线缝合。即于甑内蒸令熟，切作片。

【功效】治五劳七伤，羸瘦虚乏。

【服法】空心渐渐食之。

7. 酿羊肚方（《太平圣惠方》）

【原料】羊肝一个，羊肉一斤，人参、陈皮（去白瓤）、生姜各30克，食茱萸、干姜、盐末各15克，肉豆蔻（去壳用末）一枚，胡椒7.5克，葱白（二七茎切），粳米250克。

【做法】上取诸药末，拌和肉米葱盐等，纳羊肚中，以粗线系合，勿令泄气，蒸令极烂。

【功效】治脾气弱不能下食。

【服法】分三四度空腹食之，和少酱醋无妨。

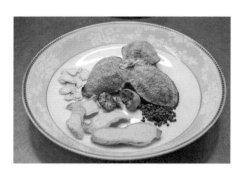

图4-7　酿羊肚方部分原料

8. 煮肝散方（《太平圣惠方》）

【原料】猯猪肝一具，木香、人参、白术、白芍、陈皮（去白瓤）各30克，桂心、缩砂、补骨脂、高良姜、厚朴、干姜各15克，胡椒7.5克。

【做法】上诸药，捣细罗为散。每服，用猯猪肝一具，细切，以散五钱，拌和令匀，入于铛内。以浆水三大盏，入葱白五茎，煮令烂熟。

【功效】治虚劳不思食。

【服法】任意食之。

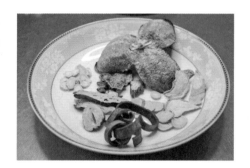

图4-8　煮肝散方部分原料

9. 肉豆蔻猪肝丸（《太平圣惠方》）

【原料】猪肝一具，陈皮（去白瓤）、肉豆蔻、草豆蔻、缩砂各30克，诃黎勒60克。

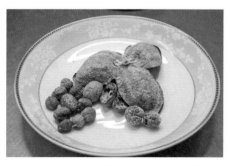

图4-9　肉豆蔻猪肝丸部分原料

【做法】上诸药，捣罗为末。用猪肝一叶，可重四两以来，切为片，以乌梅十枚捶碎，以米泔汁同浸猪肝一宿，后却用湿纸裹煨。令肝熟后。入醋少许，同细研如糊，入前药末和丸，如梧桐子大。

【功效】治虚劳泄痢，兼脾胃不和，不思饮食。

【服法】每服以粥饮下三十丸，空心及于食前服。

10. 猪肝丸（《太平圣惠方》）

【原料】猪肝一具，鳖甲、诃黎勒各45克，陈皮（去白瓤）、柴胡、苍术、紫菀各30克，厚朴60克，川椒、桂心、木香、桔梗、乌梅肉、干姜、芜荑、当归各22.5克，炙甘草15克。

【做法】上诸药，捣罗为末，入猪肝膏内，和捣五七百杵。丸如梧桐子大。

【功效】治冷劳，肌体羸瘦，或时腹痛，食饮不消，日渐尩羸。

【服法】每服食前，以粥饮下三十丸。

【使用注意】忌苋菜。

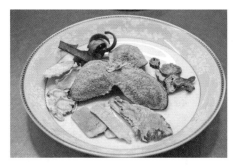

图 4-10　猪肝丸部分原料

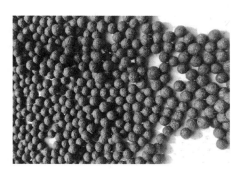

图 4-11　猪肝丸成品

11. 高良姜粥（《太平圣惠方》）

【原料】高良姜15克，粳米100克，陈皮（去白瓤）4克。

【做法】以水三大盏，煎高良姜、陈皮。取汁一盏半，去滓，投米煮粥。

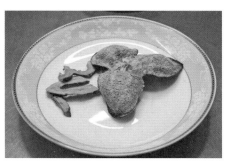

图 4-12　高良姜粥部分原料

【功效】治心腹冷气，往往结痛，或遇风寒，及吃生冷，即痛发动。

【服法】空腹食之。

12. 茱萸猪肚丸（《圣济总录》）

【原料】猪肚一具，食茱萸、山茱萸、青橘皮、煅禹余粮各30克，炮附子、干姜、硫黄、陈橘皮各15克，吴茱萸45克。

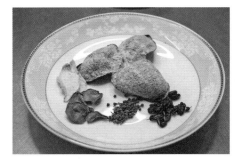

图4-13　茱萸猪肚丸部分原料

【做法】上药九味，捣研为末，以生猪肚一枚，先将药末用醋拌和令匀，入猪肚内缝合，用水一斗，以文武火煮烂，砂盆内一处研令得所，丸如梧桐子大，每服二十丸。

【功效】治虚劳心腹撮痛，肌体羸瘦。

【服法】空心食前盐汤下，温酒亦可。

13. 沉香猪肚丸（《是斋百一选方》）

【原料】猪肚1具，沉香、丁香、木香、川椒、荜澄茄、陈皮、炒胡芦巴、补骨脂、川楝子、肉桂、巴戟天、茴香、牛膝、肉苁蓉、炮附子各90克，槟榔、肉豆蔻各120克。

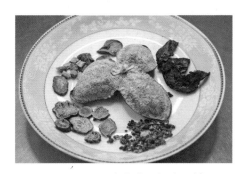

图4-14　沉香猪肚丸部分原料

【做法】上为细末，生猪肚一个，去脂。先用生绢袋盛药末，令在猪肚内，缝合。用酸浆水一桶，于银石锅内煮，令猪肚软，取出放冷，不用猪肚，将药焙干，酒面糊为丸，如梧桐子大，每服五十丸。

【功效】治男子、妇人久病气虚。

【服法】温酒下，妇人醋汤下，与壮气丸相间服。

14. 野鸡馄饨（《类编朱氏集验医方》）

【原料】野鸡一只，陈皮、炒茴香、生姜、孜然、炒川椒各10克。

【做法】上药用葱醋浸一宿，蒸饼和鸡肉同作料为馅，少着盐，外用面皮包作馄饨，煮熟烂食用。

【功效】治腹肿。

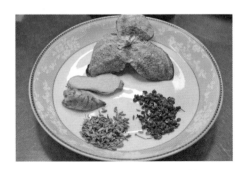

图4-15　野鸡馄饨部分原料

【服法】先早晨服嘉禾散，食后吃馄饨，日中服导气枳壳丸，晚间，两熟野鸡食粘断，用上药调和野鸡肉，食后停息少时，服钱氏八味塌气丸。

15. 乌鸡汤（《饮膳正要》）

【原料】雄乌骨鸡500克，陈皮、高良姜各3克，胡椒6克，草果2枚。

【做法】净鸡切块，同陈皮、高良姜、胡椒、草果及葱、醋适量，加水文火炖烂，食肉饮汤。

扫码观看视频

【功效】功能温经散寒，益气补血。适用于妇女气血双亏、虚寒痛经、小腹隐痛、月经量少、面色苍白、体倦乏力等。

【服法】佐餐食。

【使用注意】阴虚内热，月经先期者不宜。

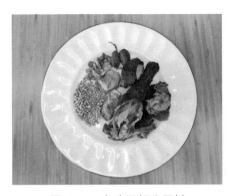

图4-16　乌鸡汤部分原料

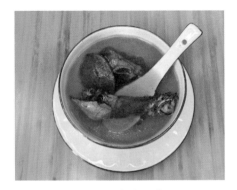

图4-17　乌鸡汤成品

16. 当归生姜羊肉汤（《绛雪园古方选注》）

【原料】羊肉 500 克，当归 30 克，生姜 50 克；痛多而呕者，加陈皮 20 克、白术 10 克。

扫码观看视频

【做法】上三味，以水 1.6 升，煮取 600 毫升。

【功效】治疝气逆冲、产后下焦虚寒。寒疝为沉寒在下，由阴虚得之，阴虚则不得用辛热燥烈之药重劫其阴。故仲景另立一法，以当归、羊肉辛甘重浊，温暖下元而不伤阴，佐以生姜五两，加至一斤，随血肉有情之品引入下焦。若痛多而呕，加陈皮、白术奠安中气，以御寒逆。

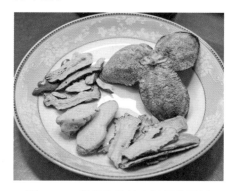
图 4-18　当归生姜羊肉汤部分原料

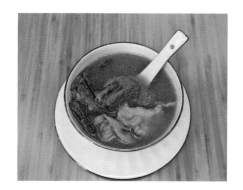
图 4-19　当归生姜羊肉汤成品

【服法】温服 140 毫升，日三服。若寒多者，加生姜成 1 斤，亦加水 1 升，煮取 640 毫升服之。

17. 温中开胃牛肉脯（《饮膳正要》）

【原料】牛肉 500 克，胡椒 2 克，砂仁 3 克，荜茇 6 克，陈皮 6 克，草果 6 克，高良姜 6 克，生姜 6 克，姜汁、葱汁、食盐适量。

【做法】牛肉洗净切大块，胡椒等 7 药干燥后研细末，与姜汁、葱

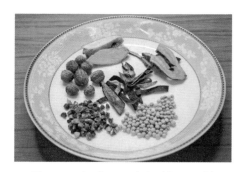
图 4-20　温中开胃牛肉脯部分原料

汁、食盐和适量水，一同将肉拌匀，腌2日，煮熟收汁，取出牛肉切片食，或切片后烘干食。

【功效】功能温中开胃。适用于脾胃虚寒、脘腹痛有冷感、不思饮食等。

【服法】随意食。

18. 鹘突羹（《食医心鉴》）

【原料】鲫鱼250克，豉汁、胡椒、干姜、莳萝、陈皮各适量。

【做法】鲫鱼去鳞、鳃及肠杂，洗净，切细，置烧沸豉汁内，加诸药同煮作羹。

【功效】功能健脾开胃，散寒行气。适用于脾胃虚寒、腹中冷痛、不能下食、体虚无力等。

【服法】空腹温服。

19. 鲫鱼脍（《食医心鉴》）

【原料】鲫鱼1000克，莳萝、橘皮、芜荑、干姜、胡椒各1克，豉汁适量。

【做法】鱼洗净，细切；上药共为末，先以豉汁煮鱼，临熟入药末，搅匀，调味。

【功效】功能温中散寒，健脾行气。适用于产后下痢赤白、腹中冷痛、痞满食不下等。

【服法】空腹食。

20. 鲫鱼熟脍（《太平圣惠方》）

【原料】鲜鲫鱼500克，羊肉汁、胡椒、干姜、莳萝子、荜茇、陈皮、酱、醋各适量。

【做法】鱼去鳞、鳃、内杂，洗净，细切，放入羊肉汁内，加诸药及调料煮熟。

【功效】功能温中散寒，健脾开胃。适用于脾胃虚寒、心腹冷痛、呕吐吞酸、痞满不下、虚弱无力等。

【服法】空腹温服。

21. 六味鲙方 (《圣济总录》)

【原料】鲫鱼（去鳞切鲙）300克，干姜、荜茇、陈皮（去白瓤）、胡椒、莳萝各 7.5 克，豉汁适量。

【做法】上六味，除鱼外，为细末，先将豉汁 160 毫升煎令熟，投鱼鲙，次入药末 5 克，搅和煮熟。

【功效】治冷痢，白如鼻涕，脐腹切痛。

【服法】乘热空腹顿服。

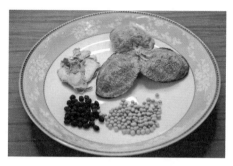

图 4-21　六味鲙方部分原料

陈皮入膳调百味
——新会陈皮药膳集萃

第二节 理气止痛类

1. 粳米粥（《普济方》）

【原料】粳米 100 克，薤白 10 克，枳壳 10 克，陈皮 15 克，豆豉 10 克，大枣 8 枚，生姜汁适量。

【做法】先将薤白、枳壳、陈皮煎汤取汁，去渣。再加入粳米、大枣、豆豉煮粥，侍粥熟调入生姜汁。

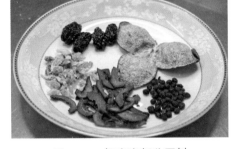

图 4-22　粳米粥部分原料

【功效】功能行气宽中，通阳散结，宣郁除烦，温中止呕。适用于胸痹气滞、胸闷肋痛、痰饮咳喘、呕吐、呃逆、食积冷泄、虚烦不眠、食欲不振、断奶乳胀等。

【服法】空腹温服。

2. 橘茹饮（《医宗金鉴》）

【原料】陈皮 30 克，竹茹 30 克，柿饼 30 克，生姜 3 克，白糖适量。

【做法】将陈皮与柿饼切细。诸药同煮 2 次，合并药汁。

扫码观看视频

【功效】功能理气降逆。适用于妊娠呕吐、幽门不全梗阻、腹部手术后呕吐、呃逆等。对痢疾、百日咳也有一定疗效。

【服法】每服 200 ～ 300 毫升。

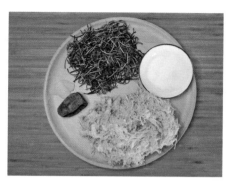

图 4-23　橘茹饮原料

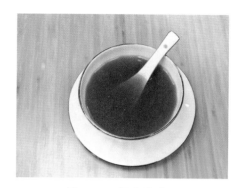

图 4-24　橘茹饮成品

3. 糖渍橘皮（《简便单方》）

【原料】橘皮、白糖各适量。

【做法】把鲜橘皮或泡软的干橘皮，洗净，切成丝，放铝锅中，加大约橘皮重量一半的白糖，添水没过橘皮，加热煮沸后，再入文火煮至余液将干时，将橘皮取出放盘内，待冷，再撒入大约橘皮重量一半的白糖，拌匀。

【功效】功能开胃理气，化痰止咳。适用于食欲不振、消化不良、腹胀、咳嗽多痰等。

【服法】随意食。

4. 甘露茶（《古今医方集成》）

【原料】陈皮 120 克，乌药、炒山楂、姜炙川朴、麸炒枳壳各 24 克，炒谷芽 30 克，麸炒六神曲 45 克，茶叶 90 克。

【做法】先将陈皮用盐水浸润、炒干，合他药碾为粗末，和匀过筛，分袋装，每袋 9 克。

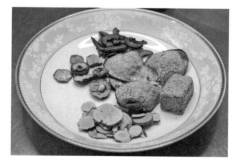

图 4-25　甘露茶部分原料

【功效】功能理气消积。适用于食积停滞引起的脘腹胀闷、不思饮食及水土不服等。

【服法】每次 1 袋，加鲜姜 1 片，开水泡，代茶饮。

【使用注意】忌生冷、油腻之物。

5. 治噎膈酒（《梅氏验方新编》）

【原料】荸荠 120 克，厚朴、陈皮、白蔻仁各 30 克，白糖 120 克，橘饼 30 克，冰糖 120 克，蜂蜜 60 克，白酒浆 1500 克，烧酒 15 升。

【做法】将荸荠、厚朴、陈皮、白蔻仁、冰糖、白酒浆、烧酒、橘饼同入酒坛内浸泡 10 余日，兑入白糖、蜂蜜。

【功效】功能益气安中。适用于噎膈轻者，症见吞咽之时梗塞不畅。

【服法】适量饮用。

6. 流气饮子茶（《医部全录》）

【原料】紫苏叶、青皮（去白）、当归、芍药、半夏（汤洗）、乌药、茯苓、桔梗、川芎、黄芪、枳实（麸炒）各 5 克，木香、防风（去芦）、槟榔、陈皮（去白瓤）、炙甘草、大腹皮（连皮）、枳壳（麸炒）各 2.5 克，生姜 3 片，大枣 1 枚。

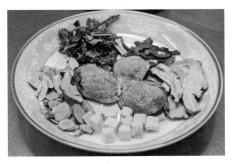

图 4-26　流气饮子茶部分原料

【做法】将上药共加水煎汤，取汁。

【功效】功能行气宽中。适用于五脏不和，三焦气壅，耳闭不闻。

【服法】不拘时，代茶饮。

第三节　开胃消食类

1. 代谷丸（《御药院方》）

【原料】精羊肉3斤（去筋膜薄批切），陈皮9克，小椒6克，葱10根，人参、神曲、麦芽各60克，生姜适量。

【做法】取精羊肉、陈皮、小椒、葱，加水高肉二指，同煮水尽。去陈皮等，只取肉，慢火焙干，次入

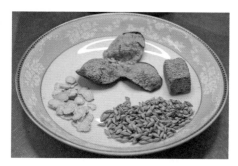

图 4-27　代谷丸部分原料

人参、神曲、麦芽，上同为细末，用生姜面糊为丸，如梧桐子大。

【功效】专治脾胃久虚，全不思饮食。

【服法】每服五七十丸，不拘时，温酒或米饮送下。

2. 山楂橘皮茶（《经验方》）

【原料】山楂20克，橘皮5克。

【做法】先将山楂置锅内，用文火炒至外面呈淡黄色，取出放凉；将橘皮切丝，共放入茶杯中，沸水冲泡。

【功效】功能消积导滞。适用于纳差、内积食滞等。

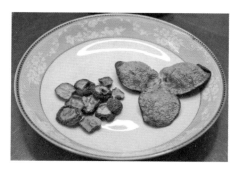

图 4-28　山楂橘皮茶原料

【服法】代茶饮。

陈皮入膳调百味
——新会陈皮药膳集萃

3. 五香槟榔（《六科准绳》）

【原料】槟榔 200 克，陈皮 20 克，丁香、豆蔻、砂仁各 10 克，盐 100 克。

【做法】诸味同置锅内，加水适量，文火煎熬至液干涸，停火待冷，将槟榔用刀剁成黄豆大小的碎块。

【功效】功能健脾行滞，宽胸顺气。适用于消化不良、胃脘停食之腹痛呕酸、膨闷胀饱等。

【服法】饭后口含少许。

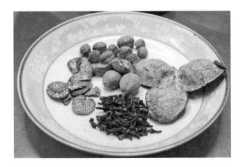

图 4-29　五香槟榔部分原料

4. 除噎药酒（《种福堂公选良方》）

【原料】贝母、砂仁、广木香、陈皮各 6 克，陈酒 500 克，白糖 300 克。

【做法】将上药切制，与酒、糖同入瓷瓶内浸泡，瓶口封固，隔水加热半小时左右，取出瓷瓶放凉。

【功效】功能健脾行气。适用于吞咽时如有物梗而不畅、食欲不振、脘满等。

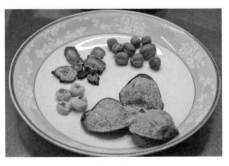

图 4-30　除噎药酒部分原料

【服法】每日清晨饮用 1 杯。

【使用注意】如有燥热之象者不可使用此酒。

第四节　解表散邪类

1. 叶天士药茶方（《百试百验神效奇方》）

【原料】羌活、独活、荆芥、防风、柴胡、前胡、藿香、香薷、紫苏、葛根、苍术、白术（炒焦）、枳实、槟榔、藁本、滁菊、青皮、桔梗、甘草、半夏（制）、白芥子、大腹皮、木通、莱菔子（研）、苏子、车前子、泽泻、猪苓、薄荷、生姜各60克，川芎、白芷、秦艽、草果各30克，陈曲（即神曲）、南楂炭、茯苓皮、麦芽各120克，杏仁、厚朴、广陈皮各90克。

【做法】上药共煎浓汁，以陈松萝茶叶3千克收汁晒干。每服3～6克，小儿减半。

【功效】功能解表散寒，祛风止痛。适用于伤风伤寒、头痛发热、停食肚腹膜胀、霍乱吐泻、伏暑、赤白痢疾等。

【服法】水煎，代茶饮。

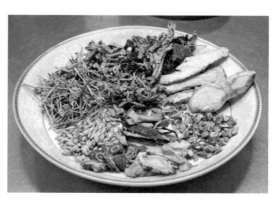

图4-31　叶天士药茶方部分原料

2. 清热止嗽茶（《慈禧光绪医方选议》）

【原料】甘菊花、炙枇杷叶（包）、霜桑叶各6克，陈皮、黄芩各3克，生地黄、焦枳壳各4.5克，鲜芦根2支。

【做法】芦根切碎，上药共为粗末，水煎，取汁。

【功效】功能疏散风热，清肺化痰止咳。适用于外感风热、肺热咳嗽、恶心痰多、口渴咽干、大便干结等。

【服法】代茶温饮。日1剂。

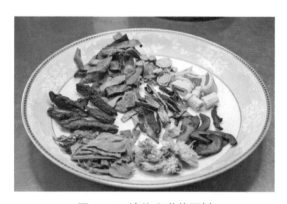

图4-32　清热止嗽茶原料

第四章　古代文献记载的陈皮药膳配方

第五节　清热解毒类

1. 清热化湿茶（《慈禧太后医方选议》）

方法一：

【原料】鲜芦根 30 克，竹茹 4.5 克，焦山楂、炒谷芽各 9 克，陈皮 2.4 克，霜桑叶 6 克。

【做法】将鲜芦根切碎，上药共为粗末，水煎。

【功效】功能清利头目，调和脾胃。适用于头晕目眩、食欲不振等。

【服法】代茶饮，日 1 剂。

扫码观看视频

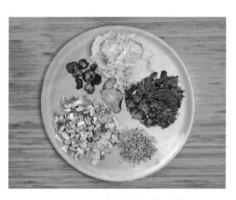

图 4-33　清热化湿茶原料

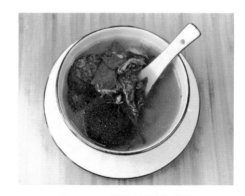

图 4-34　清热化湿茶成品

方法二：

【原料】甘菊、霜桑叶各 10 克，黄芩 4.5 克，云茯苓 12 克，羚羊角（水牛角代）1.2 克，炒建曲 10 克，陈皮 4.5 克，鲜芦根 2 枝（切碎）。

【做法】煎汤，取汁。

【功效】功能清热解毒。适用于咽喉肿痛、肺热咳嗽、痰黄黏稠、脘腹满闷等。

【服法】代茶饮，日1剂。

2. 清热养阴茶（《慈禧光绪医方选议》）

【原料】甘菊、霜桑叶、带心麦冬各9克，羚羊角（水牛角代）1.5克，云苓12克，陈皮、炒枳壳各4.5克，鲜芦根2支。

【做法】将鲜芦根切碎，上药共为粗末，水煎，取汁。

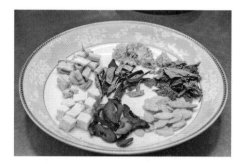

图4-35　清热养阴茶部分原料

【功效】功能清热养阴。适用于肝旺胃弱、头晕目眩、口苦咽干、目赤红肿、迎风流泪、嗳气吞酸、干呕恶心等。

【服法】代茶温饮，日1剂。

3. 清热理气茶（《慈禧光绪医方选议》）

【原料】甘菊、霜桑叶、炒谷芽各9克，陈皮、炒枳壳各4.5克，鲜芦根90克，炒建曲6克，羚羊角（水牛角代）1.5克。

【做法】将鲜芦根切碎，上药共为粗末，水煎。

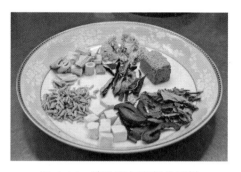

图4-36　清热理气茶部分原料

【功效】功能清热生津，理气健脾。适用于早期高血压病、头痛目眩、恶心呕吐等。

【服法】代茶温饮，日1剂。

4.烧黄瓜丸（《太平圣惠方》）

【原料】黄瓜一根，胡黄连、鳖甲、柴胡各30克，陈皮（去白瓤）、黄连各15克。

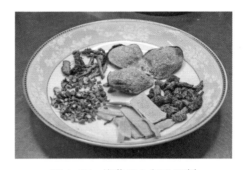

【做法】上诸药，捣细罗为散。以黄瓜切开头，去瓤纳药末令满，以切下盖子盖之，用荞麦面和溲，固济可厚三分，于煻灰火内烧，令面焦黄为度，取出，去面，放冷，入麝香一钱，都研和丸，如绿豆大。

图4-37　烧黄瓜丸部分原料

【功效】治小儿嬴瘦，体热，乳食全少。

【服法】每服食前，米饮下七丸。更量儿大小，以意加减。

第六节　祛风除湿类

1. 大风引酒（《柳森可用方》）

【原料】大豆 100 克，制附子 16
克，枳实、泽泻、陈皮、茯苓、防风
各 20 克，米酒 100 毫升。

【做法】上药 6 味共碎细，绢袋
盛，与米酒共置净器中，再加水 1 千
克煮大豆，取 1 千克浸器中，煮取
750 克，分 3 份。

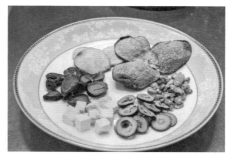

图 4-38　大风引酒部分部分原料

【功效】功能祛风除湿。适用于风湿痹痛、遍身胀满等。

【服法】每服 1 份，日 2 次。

2. 五加皮酒（《清太医院配方》）

【原料】当归、玫瑰、栀子、白
蔻各 6 克，五加皮、红花各 7.5 克，佛
手、黄柏、甘草、白芷、菊花、知母、
木瓜、官桂、陈皮、丁香各 3 克，玉
竹 150 克，木香 2.4 克，酒酿 2 千克，
蜂蜜 300 克，白糖 500 克，烧酒适量。

【做法】用烧酒 1 坛，加酒酿、
蜂蜜、白糖及上述各药，密封浸泡
10 天。

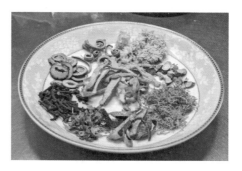

图 4-39　五加皮酒部分原料

【功效】功能舒筋活血，祛风除湿。适用于慢性风湿、筋骨无力、肝胃不和、食少脘痞、两胁胀痛及小便不利等。

【服法】适量饮。

3. 丹参石斛酒（《圣济总录》）

【原料】石斛（去根）60 克，丹参、川芎、杜仲（去粗皮）、防风（去芦）、白术、党参（去芦）、桂心、五味子、白茯苓、陈皮（汤浸出白炒）、黄芪各 30 克，干姜（炮）45克，炙甘草 15 克，山药 30 克，牛膝45 克，当归 30 克，清酒 2 升。

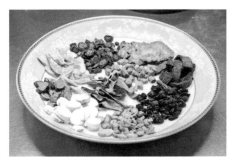

图 4-40　丹参石斛酒部分原料

【做法】上药共为粗末，用生白布袋盛，置净器中，酒浸，封口，7 日后开取，去渣备用。

【功效】功能补虚祛邪，活血通络，止痛。适用于脚气痹弱，筋骨疼痛。

【服法】饭前温饮 1～2 杯，渐加至 2～3 杯，日 2 次。

4. 石斛酒（《备急千金要方》）

【原料】石斛、丹参、五加皮各200 克，侧子、秦艽、杜仲、山茱萸、牛膝各 160 克，桂心、干姜、羌活、川芎、陈皮、黄芪、白前、蜀椒、茵芋、当归各 120 克，薏苡仁600 克，防风 80 克，钟乳（捣碎，别绢袋盛，入大药袋内）320 克。

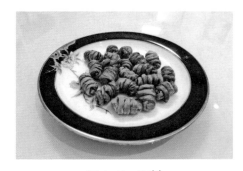

图 4-41　石斛

【做法】上药共为粗末，以清酒24 升渍 3 日。

【功效】功能益胃健脾，舒筋活络。适用于风虚气满、脚疼痹挛、弱不能行等。

【服法】初服 20 毫升，日再稍稍加，以知为度。

5. 石斛酒（《太平圣惠方》）

【原料】石斛（去根）160 克，丹参、川芎、杜仲（去粗皮）、防风（去芦）、白术、人参（去芦）、桂心、五味子、白茯苓、陈皮（汤浸去白瓤焙）、黄芪、薯蓣、当归、干姜（炮）各 80 克，甘草（炙）40 克，牛膝（去苗）120 克。

【做法】上细锉，生绢袋盛，用清酒 35 升，于瓮中渍 7 日。

【功效】功能补气健脾，活血通络。适用于风虚劳，腹内冷，不多食等。

【服法】初温服，30～50 毫升，日再服，渐加至 1 盏为度。

6. 石斛浸酒（《太平圣惠方》）

【原料】石斛（去根）、丹参、五加皮、茵芋各 75 克，侧子（炮裂去皮脐）、牛膝、秦艽、山茱萸各 60 克，桂心、芎䓖、独活、黄芪、白前、当归、川椒（去目及闭口者微炒去汗）各 45 克，陈皮、杜仲、干姜各 30 克，薏苡仁 100 克，钟乳粉 120 克。

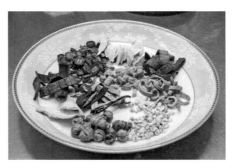

图 4-42　石斛浸酒部分原料

【做法】上细锉，生绢袋盛，用清酒 15 升，于瓷瓶中渍 3 宿。

【功效】功能益胃健脾，补肝肾，通筋络。适用于脚气痹挛及风虚肿满，不能行走。

【服法】每于食前，暖取 1 小盏。

7. 还童酒（《回生集》）

【原料】熟地黄 90 克，生地黄、全当归各 120 克，川萆薢 60 克，羌活、独活各 30 克，怀牛膝 60 克，秦艽 90 克，苍术、陈皮、川断各 60 克，麦冬 90 克，枸杞 60 克，川桂皮 15 克，小茴香、乌药各 30 克，牡丹皮、宣木瓜各 60 克，五加皮 120 克，陈酒 25 升。

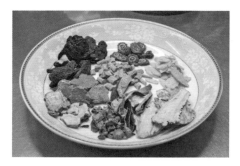

图 4-43　还童酒部分原料

【做法】上药绢袋盛，浸加酒中，封固，隔水加热 1.5 小时，晾凉，再将酒坛埋入地下 7 天。

【功效】功能补肝肾，强筋骨。适用于风湿筋骨不利，兼有面色不华等阴血不足现象者。

【服法】每日早、晚各 2 小盅。

8. 青囊药酒（《万病回春》）

【原料】苍术、乌药、牛膝、杜仲各 60 克，陈皮、厚朴、当归、枳壳、独活、槟榔、木瓜、川芎、白芍、桔梗、白芷、茯苓、半夏、麻黄、肉桂、防己、甘草各 30 克，白酒 300 克。

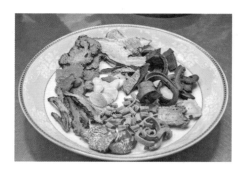

图 4-44　青囊药酒部分原料

【做法】上药研粗末，装入布袋，悬于坛内，浸于酒中，密封，将酒坛置热水锅中，煮沸加热约 2 小时取出，酒坛静置 3 天。

【功效】功能祛风除湿。适用于风湿关节疼痛。

【服法】药袋取，酌情适量饮。

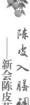

9. 建曲茶（《本草纲目拾遗》）

【原料】广藿香、苏叶、香附、苍术、广陈皮各120克，川朴、白芷、白蔻衣、法半夏、茯苓各60克，砂仁45克，桔梗、槟榔各90克，麦芽240克，山楂180克，甘草30克，陈曲3250克。

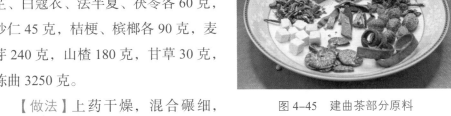

图4-45　建曲茶部分原料

【做法】上药干燥，混合碾细，加榆树叶粉425克，适量水调匀，成曲，以模型打成曲块，每块重30克。

【功效】功能解表化湿，调和脾胃。适用于暑湿病，尤其是夏日远行者宜备用。

【服法】沸水冲泡，代茶饮，每次10～20克。

10. 恶实根粥（《圣济总录》）

【原料】恶实根（去黑皮）30克，生姜10克，陈皮10克，青粱米100克。

【做法】前3味煎汤取汁，后入米煮粥。

【功效】功能豁痰，祛风。适用于中风不语。

【服法】空腹食。

11. 鹿蹄汤（《饮膳正要》）

【原料】鹿蹄4只，陈皮、草果各6克。

【做法】鹿蹄去毛桩，洗净，与二药同煮至肉烂，调味。

【功效】功能散寒，祛风湿。适用于腰脚疼痛、不能踏地等。

【服法】空腹食肉饮汤。

第七节　祛痰止咳类

1. 羊肺汤（《圣济总录》）

【原料】羊肺30克，钟乳粉90克，姜半夏15克，肉桂、白石英、射干、桃仁、贝母、陈皮、百部、五味子、款冬花、炙甘草、姜厚朴各30克。

【做法】上药一十三味，粗捣筛。每服三钱匕，先用水二盏，煮羊肺一两，至一盏，去肺入药末，煎取七分。

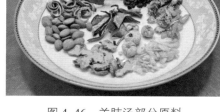

图 4-46　羊肺汤部分原料

【功效】治肺伤唾血。

【服法】去滓温服，日三夜一。

2. 炙肝散（《太平圣惠方》）

【原料】猪肝一具，陈皮（去白瓤）、苍术、桔梗、高良姜各15克，赤芍、紫菀、缩砂各22.5克，柴胡45克，诃黎勒30克。

【做法】上诸药，捣细罗为散。每服，用猪肝一具，切去脂膜，如角片，入散一两拌和令匀，竹箸子串，慢火炙令熟。

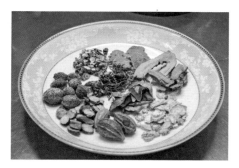

图 4-47　炙肝散部分原料

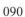

【功效】治冷劳咳嗽，四肢无力，大肠不调，吃食减少，腹胁气胀。

【服法】食前任意一吃，以粥饮下。

3. 华佗治咳嗽唾血神方（《华佗神方》）

【原料】羊肺一具，钟乳75克，
煅牡蛎、桂心各90克，射干、桃仁、
贝母、陈皮、百部、五味子各45克，
生姜90克，白石英、半夏各75克，
款冬花、炙甘草、厚朴各30克。

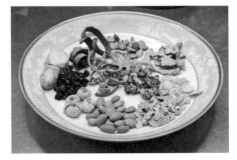

图 4-48　华佗治咳嗽唾血神方部分原料

【做法】先以水4.6升煮羊肺，
煮取2升，去肺纳药，取600毫升，
分四服，日三夜一。

【功效】治咳嗽唾血。

【服法】空腹食。

【使用注意】忌羊肉。

4. 蜜膏酒（《备急千金要方》）

【原料】蜂蜜、饴糖各250克，
生姜汁、生百部汁各125毫升，大枣
肉（捣泥）、杏仁（捣泥）各75克，
橘皮末60克。

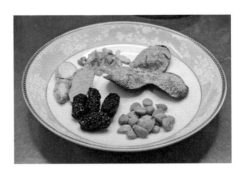

图 4-49　蜜膏酒部分原料

【做法】杏仁加水1升，煮取减
半，去渣，将其余各味入内，文火
熬，取1升。

【功效】功能化痰止咳。适用于肺气虚寒，语声嘶塞，咳嗽上气，喘嗽
及寒郁热邪，喑哑。

【服法】每次用温酒调服2勺，细细咽，日3次。

第八节　益气健脾类

1. 人参汤 (《饮膳正要》)

【原料】人参3～5克（或党参30克，或生晒参15克），陈皮10克，砂糖30克。

【做法】前二药煎汤取汁，调入砂糖制得。

【功效】功能益气健脾化痰。适用于脾气虚弱之倦怠乏力、食少痰多、心悸不宁等。

【服法】代茶饮。

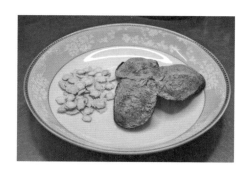

图4-50　人参汤部分原料

2. 七圣散 (《圣济总录》)

【原料】黄雌鸡一只，生地黄、生姜、黄芪、陈皮、人参各30克，蜀椒7.5克。

【做法】上七味，除鸡外，各锉如麻豆大，和匀，入在鸡腹内，缝合，以银石器盛，新布罩，坐于甑中蒸，甑一边用碗盛米，并水半碗，同盖复勿令透气，候碗内米并鸡烂熟为度，取出药别焙干，捣罗为散。

【功效】治骨蒸积癖，鬼气疰忤，及男女虚损，手足烦疼，背膊酸重，至夜病甚，四肢消瘦，颜色萎黄，两膝疼冷，腹中雷鸣，时多泄利，饮食

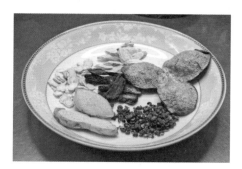

图4-51　七圣散部分原料

无味，行步不能，凡五脏虚劳，悉皆治之。

【服法】每服一钱匕，米饮调下，日三服，其鸡劈碎渗少盐，令患人恣意食之，饱即止，良久厚衣被复取汗，汗出多，即以牡蛎烧捣为粉敷之。

【使用注意】勿冒风寒。

3. 大健脾糕（《灵验良方汇编》）

【原料】茯苓、炒白扁豆、炒山药、莲子、炒芡实各240克，炒麦芽、砂仁、炙甘草各120克，广陈皮60克，米5升（半糯米，半晚米，炒至老黄色，同上诸药磨为粉）。

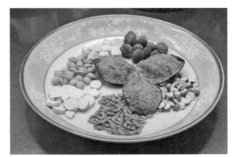

图4-52　大健脾糕部分原料

【做法】饥时，用白滚汤加白糖调服。用此作点心，功效不可胜述。若欲常服省费，则茯苓、砂仁不用亦可。

【功效】健脾止泻。适用于老人、小儿脾胃虚弱者。

【服法】空腹食。

【使用注意】此方磨成粉后，须停三日，使火气尽出方可服，既大健脾而又味皆可口，毫无药气。

4. 羊肉羹（《饮膳正要》）

【原料】羊肉250克，萝卜1只，草果5克，陈皮5克，高良姜5克，荜茇5克，胡椒5克，葱、姜适量。

【做法】羊肉剔去筋膜，洗净后放沸水中余去血水，捞出用凉水漂洗干净，切成约1厘米见方的丁；萝卜洗净，切片；葱切段。诸药装纱布袋中，一同放入砂锅内，加适量清水、姜，用武火烧沸后，去上沫，转用文火炖至肉熟烂。去药袋，加盐调味。

【功效】功能温肾益气。适用于肾气虚衰、腰脚无力等。

【服法】佐餐食。

5. 羊肉索饼（《食医心鉴》）

【原料】羊肉120克，面粉250克，陈皮末2克，生姜汁适量。

【做法】羊肉洗净切细，加调料做成羊肉羹，再将面粉、陈皮末，用生姜汁和匀，作成面条，煮熟后，放入羊肉羹调和。

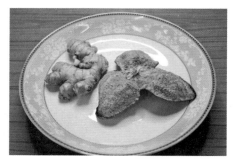

图 4-53　羊肉索饼部分原料

【功效】功能补中和胃，降逆散结。适用于五噎、胸膈阻塞、饮食不下、瘦弱无力等。

【服法】空腹食，日1～2次。

6. 狗肾粥（《饮膳正要》）

【原料】狗肾（腰子）2只，粳米250克，草果、砂仁各10克，陈皮5克，调料适量。

【做法】狗肾洗净，去脂膜腺腺，切碎；草果、砂仁、陈皮装纱布袋，扎口；将狗肾、药袋、粳米同放锅中，加水煮粥。待粥将熟时，加入葱、姜、盐、味精调味。

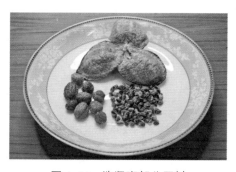

图 4-54　狗肾粥部分原料

【功效】功能补脾益肾。适用于肾虚劳损，脾虚食少之症。

【服法】去药袋，空腹服。

7. 猪脾羹（《图经本草》）

【原料】猪脾1个，陈皮、人参各3克，陈米、葱、姜适量。

【做法】猪脾洗净，切片，陈米淘净。诸味加水、葱、姜共煮为羹，熟后去陈皮。

【功效】功能补脾健胃，益气和中。适用于脾胃虚弱、食欲不振、食少难消、大便溏薄等。

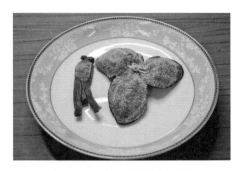

图4-55　猪脾羹部分原料

【服法】空腹温服。

8. 酿猪肚方（《食医心鉴》）

【原料】猪肚1个，人参、陈皮各20克，米饭250克，猪脾1个，调料适量。

【做法】猪肚、猪脾洗净。猪脾、人参、陈皮切碎，与米饭拌匀，调入盐、酱油，放猪肚中，缝好口，上笼蒸至烂熟。

【功效】功能补脾健胃。适用于脾胃虚弱、食少纳呆等。

【服法】早晚空腹温热服食。

9. 鲤鱼汤（《饮膳正要》）

【原料】鲤鱼1条，赤小豆50克，陈皮、小椒、草果各6克。

【做法】鲤鱼去鳞、鳃及内脏，洗净，切段，与诸药加水同煮约40分钟，调味。

【功效】功能利水消肿，下气通乳。适用于黄疸水肿腹胀、小便不利、及脚气浮肿、乳汁不通等。

【服法】空腹温服。

10. 鲤鱼羹（《饮膳正要》）

【原料】鲤鱼1条（约250克），赤小豆30克，陈皮5克，花椒2克，草果5克，葱、姜、盐适量。

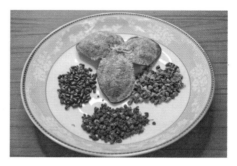

图4-56　鲤鱼羹部分原料

【做法】鲤鱼去鳞、鳃及内杂，洗净；其余诸药洗净，纳入鱼腹内，把鱼放入大碗中，加入少许葱、姜、盐，上屉蒸熟，食鱼饮汤。

【功效】功能健脾利水消肿。适用于水肿胀满、妊娠水肿、食欲不振、大便溏薄等。

【服法】佐餐食。

11. 鲤鱼羹（《圣济总录》）

【原料】鲤鱼1条，黄芪、当归、人参、生地黄各15克，蜀椒10粒，生姜、陈皮各7.5克，粳米50克，盐、醋适量。

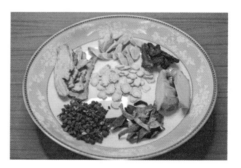

图4-57　鲤鱼羹（2）部分原料

【做法】鲤鱼去鳞、鳃及内杂，洗净；黄芪切碎炒；当归切碎焙；人参、生地黄洗净，切碎；粳米淘净。诸味纳入鱼腹内，用线捆绑固定，煮至鱼熟，入少许盐、醋调为羹。

【功效】功能益气养血，安胎。适用于气血不足、胎动不安、面色萎黄、头晕目眩、少气懒言、心悸失眠等。

【服法】热服。

陈皮入膳调百味
——新会陈皮药膳集萃

12. 鲫鱼羹（《饮膳正要》）

【原料】鲫鱼4条（1000克），胡椒3克，辣椒、陈皮、小茴香、砂仁、荜茇各6克，葱50克，生姜20克，盐10克，大蒜2块，花生油500克。

【做法】胡椒略碎，同其他调料及药物用盐和匀待用；鱼去鳞、鳃及内脏，洗净，沥干，将拌好的药物

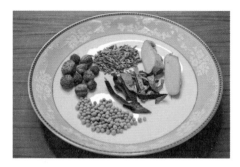

图4-58　鲫鱼羹部分原料

和调料装入鱼腹，下油锅煎至鱼黄熟，捞出沥油。另起热锅，加熟油少许，煸姜、葱，注清汤，调味后，下鱼煮沸食用。

【功效】功能补虚健脾，行气利水。适用于脾胃虚弱，食少腹胀；或脾胃虚寒，腹痛泄泻；或脾虚水停，小便不利。

【服法】佐餐食。

13. 鲫鱼羹（《圣济总录》）

【原料】鲫鱼1条（150～200克），莼菜、陈皮、生姜、葱白各适量。

【做法】鲫鱼去鳞、鳃及内脏，洗净，与诸药同煮作羹。

【功效】功能健脾利湿。适用于脾胃虚弱、纳少无力、日渐羸瘦等。

【服法】佐餐食。

14. 莼羹方（《圣济总录》）

【原料】莼菜、鲫鱼（纸裹烧熟去鳞切）各120克，陈皮（去白瓤）、生姜各30克，葱白十四茎（破），羊骨一斤（熬汁去骨）。

【做法】上六味。将前五味就羊骨汁中作羹。

【功效】治脾胃气弱，不下食，四肢无力，渐羸瘦。

【服法】空腹食。

第九节　气血双补类

1. 百岁酒（《经验药方杂录》）

【原料】炙黄芪60克，当归60克，茯神60克，党参30克，麦冬30克，茯苓30克，白术30克，熟地黄40克，肉桂20克，五味子25克，枣皮30克，川芎30克，龟胶30克，羌活25克，防风30克，枸杞30克，广陈皮30克，大枣1000克，冰糖1000克。

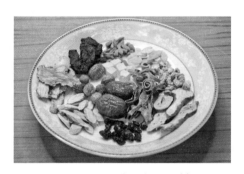

图4-59　百岁酒部分原料

【做法】上药泡高粱烧酒10000毫升，煮1炷香时，或埋土中7日。

【功效】功能益气补血。久服可使人长寿。

【服法】随量饮。

2. 百药长酒（《摄生秘要》）

【原料】当归30克，川芎15克，白芍30克，怀地黄120克，白术、白茯苓各30克，天冬、麦冬各60克，牛膝、杜仲、补骨脂、茴香、五味子各30克，枸杞子120克，陈皮、半夏、苍术、厚朴、枳壳、香附各30克，砂仁1.5克，官桂、羌活、独

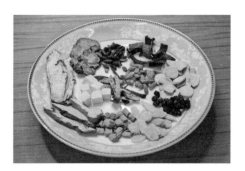

图4-60　百药长酒部分原料

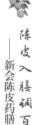

活、白芷、防风、乌药、秦艽各 30 克，大枣 500 克，烧酒 3 升。

【做法】将上药制为粗末，绢袋盛，悬于坛中，再将烧酒倾入，封固半月。

【功效】功能补肝肾，强筋骨。治疗由肝肾不足、脾胃不和、风湿痹阻经络等所引起的身体虚弱、腰膝无力、食少腹满、胸闷恶心、筋骨疼痛等。

【服法】适量饮用。

3. 羊脏羹（《饮膳正要》）

【原料】羊肝、羊肚、羊肾、羊心、羊肺各 1 具，荜茇 50 克，胡椒粉 50 克，豆豉 150 克，陈皮 10 克，姜 10 克，草果 2 个，葱、豆豉、盐适量。

【做法】羊杂洗净沥去血水，切成 2 厘米见方的块（羊肚不切）。荜

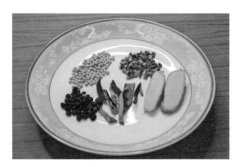

图 4-61　羊脏羹部分原料

茇、草果、陈皮、胡椒粉、葱、姜、豆豉装入纱布袋内，扎口，与羊杂一起放在羊肚内。用线缝好羊肚，放入锅中。加适量清水、盐。用武火烧沸后，转用文火炖熟。拆去线、取出药包，将羊肚切成块，再放入汤中烧沸。

【功效】功能补脏腑，益气血。适用于脏腑不足、气血虚弱、肾虚劳损、腰膝酸痛等。

【服法】佐餐食。

4. 延寿酒药仙方（《遵生八笺》）

【原料】当归、人参、白茯苓、草乌、乌药、杏仁、何首乌、川椒（去目）、川乌（去皮脐）、五加皮、肉苁蓉、枸杞子、砂仁各 25 克，木香、牛膝、枳壳、干姜（炮）、虎骨（酥炙黄色）、川芎、香附子、香白芷、厚朴、陈皮、白术、独活、羌

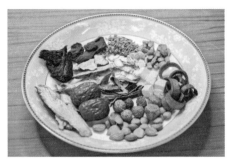

图 4-62　延寿酒药仙方部分原料

活、麻黄、官桂、白芍、半夏（姜汁浸）、生地黄、熟地黄、天冬（去心）、五味子、防风、细辛、沉香、苍术、小茴香（盐水炒黄）各15克，补骨脂、核桃仁、甘草50克，红枣肉、酥油各250克，白砂糖500克。

【做法】诸味细绢袋盛，入烧酒一大坛浸3日，再放大锅内用汤浸坛煮两个时辰，取出土埋3日出火毒。

【功效】功能滋阴助阳，补气养血，理气和胃，祛风胜湿，止咳化痰，强筋壮骨。适用于男妇远年近日诸虚百损，五劳七伤，四肢酸软痛木，足膝痿弱无力。

【服法】每饮1小盅。病在上，食后服，病在下，空心服。饮酒毕后将药渣晒干，碾为细末，用好烧酒打糊为丸，如梧桐子大，每服35丸，空心好酒送下。

5. 种子延龄酒（《妙一斋医学正印种子编》）

【原料】生地黄、熟地黄、天冬、麦冬、当归各60克，南芎30克，白芍45克，人参15克，白术、白茯苓、制何首乌、牛膝、杜仲、枸杞子、巴戟肉、肉苁蓉各60克，远志肉30克，石菖蒲15克，补骨脂、山茱萸、石斛、甘菊花各30克，砂仁、木香各15克，龟板60克，陈皮、柏子仁、酸枣仁、小茴香各30克，无灰酒20升。

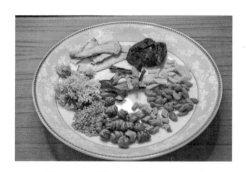

图4-63　种子延龄酒部分原料

【做法】上药切制，入坛中酒浸，文火加热1.5小时取出，再入冷水坛中，随时换水，3天后过滤取酒液；药渣保留，再注酒10升，如上法炮制；合并两次酒液，装坛埋土中3天去火毒。如有虚热，可加黄柏、知母各60克。此酒也可用冷浸法制备，浸泡21天后，将药渣加工成蜜丸，以药酒送服。

【功效】功能补气益血。适用于肾脏虚损，气血不足，腰膝酸软，须发早白，头晕耳鸣，面色不华，动则劳倦，心神不宁，婚后无子。

【服法】每日早晚饮适量。

陈皮入膳调百味——新会陈皮药膳集萃

第十节　助阳保健类

1. 乌鸡丸 (《圣济总录》)

【原料】乌鸡一只，黄连、附子
（炮裂去皮脐）各60克，柴胡、白附
子、当归、秦艽、槐胶、炙甘草、酒
苁蓉、续断、远志、巴戟天各30克，
陈皮（去白焙）、乳香、雄黄、丹砂
各15克，丁香、干姜各7.5克。

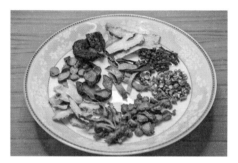

图4-64　乌鸡丸部分原料

【做法】上药一十八味，捣研极
细，先养乌鸡一只，以硫黄三两为末，分作三十分，每日拌饭，喂一月，
日用大麻子一升，喂尽，宰治去毛，及嘴爪，并肚肠，留心肝，将前药末，
入在鸡腹内，以麻线缠定，再用无灰酒一斗，银石锅内，用文武火煮令鸡
熟，取出除去粗骨，将鸡并肠内药，同细研，更将鸡骨焙干，捣罗为末，
同研药搜和，入臼中。捣千百下，丸如梧桐子大。

【功效】治传尸劳，尸注骨蒸，眼目昏涩，面色青黑，咽喉噎塞，痰涕
咳嗽，或疰癖攻刺疼痛，胸膈满闷，时或恚怒，或多感伤，情思不乐，梦
寐虚惊，精藏滑泄，失血憎寒，潮热盗汗，肩背拘急，腰脊肢节烦疼，四
肢少力，不喜饮食，小便黄赤，大便不调，乍进乍退，服取药后。

【服法】每服二十丸，以暖酒吞下，空心日午、临卧各一服。

2. 食栗补肾方（《对山医话》）

【原料】鲜板栗250克，猪肾1个，粳米250克，陈皮6克，花椒10粒，食盐2克。

【做法】鲜板栗放阴凉通风处阴干待用；猪肾洗净后撕去筋膜，剖成2半，片去腰臊，切成小块，与粳米、陈皮、花椒一同下锅，加清水约2.5升，置中火上煨熬成粥；去陈皮，加食盐调味，分作2碗。

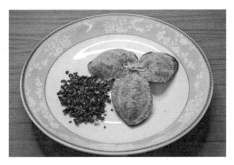

图 4-65　食栗补肾方部分原料

【功效】功能补肾健骨，补脾强身。适用于肾虚腰痛，脚软无力，小便频数；宜作老年肾虚体弱者膳食。

【服法】每次取出栗子10余枚，剥壳食肉，细嚼，连液吞咽，其后服食1碗猪肾粥。

3. 猪肾粥（《饮膳正要》）

【原料】猪肾1对，粳米100克，草果10克，陈皮10克，缩砂仁10克。

【做法】将肾细切，先煎诸药，去渣后入肾及粳米煮粥。

【功效】功能强腰滋肾，健脾益气。适用于肾虚劳损，气阴不足，腰膝无力，腹痛作泄等症。

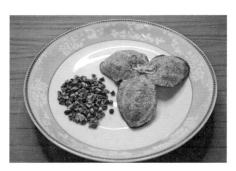

图 4-66　猪肾粥部分原料

【服法】空腹食用。

4. 猪肾羹方（《圣济总录》）

【原料】猪肾一对，陈皮3.8克，蜀椒30粒。

【做法】上三味，用五味汁作羹。

【功效】治耳聋，耳鸣如风水声。

【服法】空腹食。

5. 聚香羊肉圆（《传信适用方》）

【原料】精羊肉2斤，陈皮、姜
厚朴、木香、丁香、白豆蔻、肉豆
蔻、草果、红豆、胡椒、炮附子、干
姜、高良姜、荜茇、诃子肉各15克，
酒肉苁蓉、鹿茸各30克，缩砂仁90
克，盐、料酒、葱、神曲适量。

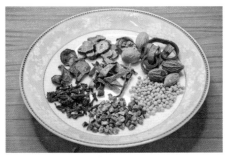

图 4-67 聚香羊肉圆部分原料

【做法】精羊肉去筋膜，净取二
斤，成片薄批，盐、料酒、葱各少许，淹两时辰，沸汤焯过，取出压干，
研如松脯，焙干入，余药为细末，别用神曲研为细末，做熟糊圆如梧桐子
大，候干。

【功效】治脾元久虚，胸膈噎塞，呕逆恶心，痰逆，腹肚疼痛，泄泻，
两胁胀闷，腹内虚鸣，饮食不进，面无颜色，渐成虚羸，精神不爽，四肢
乏力，口苦舌干；老人久不思食，尤宜服之。

【服法】每服六十粒，米饮、温酒任便吞下，食前服。

6. 白羊肾羹（《饮膳正要》）

【原料】白羊肾2对，肉苁蓉50
克，羊脂200克，胡椒、荜茇、草果
各10克，陈皮5克，面粉150克，
调料适量。

【做法】面粉制成面片；白羊肾
洗净，去臊腺脂膜；羊脂洗净；肉苁
蓉、胡椒、陈皮、荜茇、草果同入纱

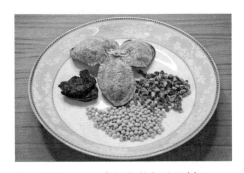

图 4-68 白羊肾羹部分原料

布袋，扎口；将白羊肾、羊脂、药袋同放锅内，加清水适量，武火烧沸后，转文火炖熬至羊肾熟透时，放葱、盐、面片，煮熟。

【功效】功能壮肾阳，暖脾胃。适用于肾阳不足，腰膝无力，阳痿遗精，脾虚食少，胃寒腹痛。

【服法】佐餐食。

7. 羊肉粥（《饮膳正要》）

【原料】羊肉100克，萝卜适量，草果10克，陈皮10克，高良姜10克，荜茇10克，胡椒少许，葱白少许，粳米100克，盐、酱酒适量。

【做法】上诸品水煮取汁，入盐、酱油同粳米煮粥。

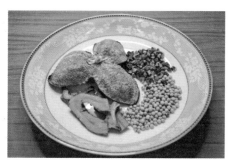

图4-69 羊肉粥部分原料

【功效】功能温阳散寒。适用于脾肾阳虚，中气虚寒，症见形体不温，腹中冷痛，便溏泄泻，呕吐反胃。

【服法】空腹温服。

8. 羊骨粥（《医方类聚》）

【原料】羊脊骨500g（打碎），陈皮10克，高良姜10克，草果6克，生姜6克，粳米100克，盐少许。

【做法】先将羊脊骨与诸药煎汁，去渣。入粳米、盐煮粥。

扫码观看视频

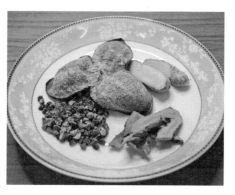

图4-70 羊骨粥部分原料

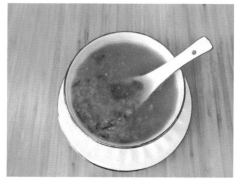

图4-71 羊骨粥成品

陈皮入膳调百味
——新会陈皮药膳集萃

【功效】功能补肾阳，强筋骨，理气化痰，温中止呕。适用于脾肾阳虚，腰膝无力，胃脘冷痛，脘胀腹满，痰饮痞满，反胃呕吐，腹满泄泻。

【服法】分数次温服。

9. 羊肉草果粥（《饮膳正要》）

【原料】羊肉150克（切细），萝卜100克，草果15克，陈皮10克，高良姜10克，荜茇10克，胡椒、葱白少许，粳米100克，盐、酱酒适量。

【做法】先水煮萝卜、草果、陈皮、高良姜、荜茇，去渣取汁，后入羊肉、粳米、胡椒、葱白煮作粥，临熟入盐、酱油。

【功效】功能温肾壮腰。适用于肾气不足，以致腰痛腰酸，下肢软弱无力。

【服法】任意食用。

10. 仙灵脾酒（《圣济总录》）

【原料】仙灵脾240克，陈皮20克，连皮大腹（锉）、槟榔（锉）各3枚，黑豆皮10克，肉桂0.4克，豆豉10克，生姜0.2克，葱白3茎。

【做法】上药锉碎，仙灵脾用40克鹅脂炒，以生绢袋盛，用好酒12升浸，挂令不到底，糖灰火外煨一复时，取出候冷。

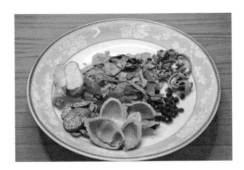

图4-72 仙灵脾酒部分原料

【功效】功能壮阳气，有补精益气之效。

【服法】空腹夜卧各1盏，服此酒后，更用此小浴药淋浴。

11. 灵脾肉桂酒（《普济方》）

【原料】仙灵脾100克，陈皮15克，豆豉30克，连皮大腹槟榔3枚，黑豆皮、肉桂各30克，生姜3片，葱白（切）3根，黄酒1升。

【做法】将上药捣碎，以生白布袋盛，酒浸，挂药不令到底，煻灰火

（热灰火）外煨24小时，取出候冷即可饮用。

【功效】功能温补脾肾。适用于脾肾两虚，脘腹冷痛，食欲不佳，腰酸体弱。

【服法】早、晚各温服1杯。

12. 固本遐龄酒（《万病回春》）

【原料】当归、巴戟天、肉苁蓉、杜仲、人参、沉香、小茴香、补骨脂、熟地黄、石菖蒲、青盐、木通、山茱萸、石斛、天冬、陈皮、狗脊、菟丝子、牛膝、酸枣仁、覆盆子各30克，枸杞子60克，川椒21克，神曲60克，白豆蔻、木香各9克，

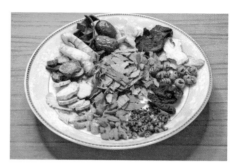

图4-73 固本遐龄酒部分原料

砂仁、大茴香、益智仁、乳香各15克，淫羊藿120克，糯米1升，大枣500克，生姜60克（捣汁），远志30克，山药120克（捣汁），白酒35升。

【做法】将上药制为粗末，糯米与大枣同蒸为黏饭，加入姜汁、山药汁、药末和120克炼蜜，和匀，分做4块，准备4个绢袋，分别装入，浸于酒坛中封固21天后即成。

【功效】功能补肾助阳。适用于肾阳不足，气血虚弱出现的腰膝酸痛，筋骨无力，食少脘满，面色不华。

【服法】每日早、晚各1次，每次1～2盏，宜热服。

13. 琼浆药酒（《万病回春》）

【原料】人参60克，鹿茸、桂圆肉各30克，熟附片120克，陈皮90克，狗脊、枸杞子、补骨脂各120克，黄精60克，金樱子肉40克，韭菜子、淫羊藿各120克，冬虫夏草60克，怀牛膝、灵芝各120克，当归、佛手、驴肾各60克，雀脑50

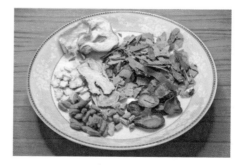

图4-74 琼浆药酒部分原料

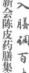

克，红糖 3 千克，红曲 240 克，白蜜 500 克，白酒（45 度）50 升。

【做法】将上药放入洁净容器内，装入回流罐，分别放入白酒 25 升、15 升、10 升，加入红曲兑包，再次加热至酒沸半小时后，放去药液，将残渣压榨，压榨出的酒液与 3 次浸出液合并，置罐内混匀，储存 1 个月，静置过滤。

【功效】功能补肾助阳，益精血。适用于肾阳虚损，精血耗伤，气血虚弱出现的腰酸腿软，四肢乏力，手足不温，精神不振，阳痿不举，阴囊湿冷，遗精早泄，腰酸寒冷，妇女白带清稀。

【服法】适量饮用。

【使用注意】青年气盛及阴虚火旺者禁用。

14. 期颐酒（《同寿录》）

【原料】当归、陈皮各 120 克，黑豆 250 克，大枣 500 克，肉苁蓉、菟丝子各 180 克，金钗石斛、牛膝、枸杞各 120 克，淫羊藿 180 克，仙茅 250 克，黄酒 15 升，烧酒 35 升。

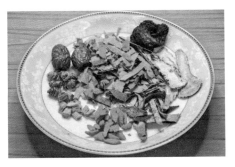

图 4-75　期颐酒部分原料

【做法】上药制为粗末，装入绢袋，浸于上述两种酒中，封固容器，隔水加热 1.5 小时，然后取出，埋于土中 7 天后取出。

【功效】功能补肾固精。适用于年老肾阳不振，精血不足，腰酸无力，小便频数，耳鸣，视物昏花；偏于阳虚体质者，也可饮用。

【服法】适量饮用。

第十一节　滋阴生津类

韵梅汤（《普济方》）

【原料】半黄梅100个（捶去核与仁），青椒120克（拣净秤），生姜1斤（去皮研），盐半斤，陈皮30克（切细丝），干山药、甘草各30克（细锉为末）。

【做法】上于净盆中，一处拌匀，安烈日中晒半月，以色变稍紫为度，更约度稠稀得所为佳；如遇阴雨展日，俟热安净器中。

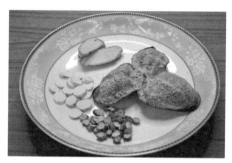

图 4-76　韵梅汤部分原料

【功效】益气生津，敛肺止咳，温胃止呕。适用于脾虚泻下，肺虚久咳，妊娠呕吐，消渴。

【服法】每日少许，开水冲服。

【使用注意】凡胃酸过多，或内有湿热积滞者不宜服食。

第十二节 利水渗湿类

1. 千金鲤鱼汤（《备急千金要方》）

【原料】白术、生姜、陈皮、白芍、当归各10克，茯苓15克，净青鲤鱼1条（约1000克）。

【做法】诸药用纱布包好，与鲤鱼同煮1小时。

【功效】功能健脾行水安胎。适用于脾虚水肿，妊娠水肿，营养不良性水肿。

【服法】晨起吃鱼饮汤。

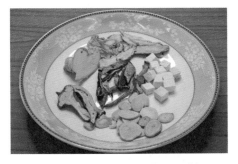

图4-77 千金鲤鱼汤部分原料

2. 赤豆鲤鱼（《饮膳正要》）

【原料】鲤鱼1条（约1千克），赤小豆100克，陈皮、花椒、草果各7.5克，葱、姜、胡椒粉、盐、鸡汤适量。

【做法】鲤鱼去鳞、鳃及内脏；余4味淘洗干净，塞入鱼腹内。鱼放盆中，加适量葱、姜、胡椒粉、盐、鸡汤，上笼蒸1～1.5小时至熟出笼，把葱丝或略烫好的鲜绿叶菜撒于上面。

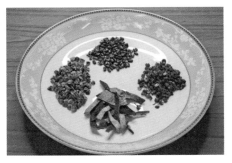

图4-78 赤豆鲤鱼部分原料

【功效】功能利水消肿，行气健胃。适用于营养不良性水肿，黄疸，脚气，小便不利，脾虚食少，消化不良。

【服法】佐餐食。

3. 鲤鱼粥（《太平圣惠方》）

【原料】鲤鱼一尾约 500 克（去肠洗净），商陆 10 克，赤小豆 50 克，紫苏茎、叶各 15 克，陈皮 10 克，生姜 6 克，葱白 4 茎，粳米 50 克，糖、醋少许。

【做法】先以诸药与鲤鱼共煮，至烂，空腹食鱼及豆。其汁入米作粥，调以糖、醋。

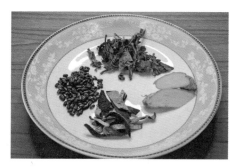

图 4-79　鲤鱼粥部分原料

【功效】功能行气逐水消肿。适用于水肿，小便不利，甚至一身尽肿，并有胸腹积水。

【服法】随意食。

4. 治风水肿方（《太平圣惠方》）

【原料】鳢鱼二斤，赤小豆一斤，桑白皮、白术、生姜、陈皮（去白瓤）各 90 克。

【做法】上诸药，细锉。鳢鱼去鳞及肠肚净洗，以水一斗，都煮令熟。

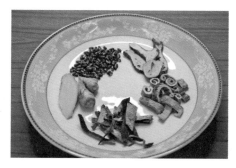

图 4-80　治风水肿方部分原料

【功效】治风水，腹脐俱肿，腰不可转动。

【服法】量力食之，兼食小豆。

【使用注意】勿着盐，便以汁任性下之。

5. 乌鲤鱼汤（《世医得效方》）

【原料】乌鲤鱼 1 条，赤小豆、桑白皮、白术、陈皮各 10 克，葱白五根。

扫码观看视频

【做法】上诸味用水三碗同煮，不可入盐，先吃鱼，后服药。

【功效】利水消肿。治水肿，四肢肿。

【服法】空腹服。

【使用注意】使用期间禁食盐。

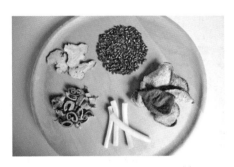

图 4-81　乌鲤鱼汤部分原料

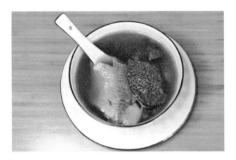

图 4-82　乌鲤鱼汤成品

6. 商陆鲤鱼汤（《太平圣惠方》）

【原料】鲤鱼一斤，赤小豆半斤，商陆、木通、陈皮（去白瓤）各 30 克，桑白皮 60 克，生姜 30 克，葱白五茎。

【做法】上诸味，以水五升，入生姜 30 克，葱白五茎，同煮令豆熟为度。

【功效】治妇人水病，头面及四肢浮肿，喘急，小便不利。

【服法】每服不计时候，吃汁一中盏，鱼豆任意食之。

7. 青小豆方（《太平圣惠方》）

【原料】青小豆半斤，麻子仁150克，陈皮50克。

【做法】上以麻子仁三合捣碎以水二升淘绞取汁煮，陈皮及豆，令熟食之。

【功效】治小便不通淋沥。

【服法】随意食。

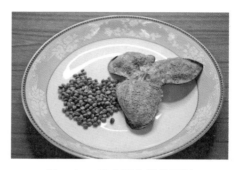

图4-83 青小豆方部分原料

8. 橘皮粥（《太平圣惠方》）

【原料】陈皮、紫苏各30克，大腹子3枚，桑白皮45克，生姜22.5克，粳米100克。

【做法】上诸味，细锉，以水三大盏，煮取一盏半，去滓，下粳米煮粥。

【功效】治脚气，心胸壅闷，气促不食。

【服法】空心食之。

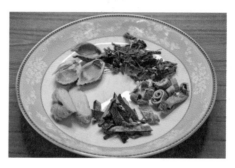

图4-84 橘皮粥部分原料

第十三节　其他类

1. 猪蹄汤（《景岳全书》）

【原料】猪蹄2只，川芎、当归、白芍、熟地黄、延胡索、苦楝子、青木香、槟榔、黄芪、漏芦、陈皮、木通（或加花粉）各适量。

【做法】猪蹄去猪脚爪及毛，洗净，先煮取汤两碗，入药煎汤服。

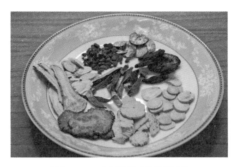

图4-85　猪蹄汤部分原料

【功效】功能补血通乳。适用于产妇气血不足，乳汁不下等症。

【服法】水煎服。

2. 山药饦（《千金食治》）

【原料】带骨羊肉5～7块，萝卜1个，葱白1根，草果5个，陈皮、高良姜各5克，胡椒、缩砂各10克，山药、面粉各1千克。

【做法】前8味同水煎去渣取汁，煮山药至热，研泥，调味，搜面作饦，烙熟或蒸熟。

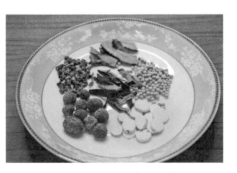

图4-86　山药饦部分原料

【功效】功能补诸虚，暖脾胃。适用于五劳七伤，心腹冷痛，骨髓伤败。

【服法】早晚空腹食。

3. 仙传药酒（《万病回春》）

【原料】茯神、陈皮、枳壳、青皮、牛膝、熟地黄、肉苁蓉、茯苓、当归、山药、吴茱萸、防风、人参、沉香、木香、丁香、乳香各30克，没药、缩砂、小茴香、大茴香、红豆、白术、草果、黄芩、杏仁、甘草、猪苓、黄芪、三棱、莪术、半夏、南星、牡丹皮、槟榔、青木香、肉桂、大腹皮、泽泻、天冬、栀子、红曲、白花蛇（砂土炒）各20克，荆芥穗、苍术、川乌（火炮）、白芍、桂皮、知母、细辛、贝母（去心）、麻黄、麦冬、草乌（火炮）各15克，藿香、山楂、白芷、白附子、石膏、羌活、薄荷、木瓜、木通、葛根、山茱萸、独活各18克，香附、补骨脂（炒）、天麻、枸杞子、川芎各28克，高良姜12克，川椒10克，黄酒5千克。

【做法】上药共捣碎，用绢或纱布包贮，同酒共装入1大坛内，竹叶封固，7日后下锅煮，经3炷香取出，土埋10日去火毒。

【功效】功能祛风通络，行气止痛。适用于左瘫右痪，口眼歪斜，手足顽麻，筋骨疼痛，痔漏，寒湿脚气，疝气，子宫虚冷，赤白带下，经水不调，气滞痞块。

【服法】每早饮1小杯，久服便有良效。

【使用注意】40岁以下者不宜用。

4. 吴茱萸根浸酒（《圣济总录》）

【原料】吴茱萸根（粗者）1尺，麻子50克，陈皮70克，酒1升。

【做法】吴茱萸根切碎，捣陈皮、麻子为泥，拌入吴茱萸根，酒浸1宿，慢火微煎，去渣，贮瓶，分作5份。

【功效】功能补中益气，通便润肠。适用于产后虚弱，大便秘结，呕吐涎沫，头额冷痛，蛲虫瘙痒。

【服法】空心温服。

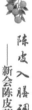

5. 治疹癖不能食酒（《普济方》）

【原料】紫苏、牛膝、丹参、紫菀、陈皮各120克，生姜240克，生地黄（切）160克，香豉（熬）3升，防风160克，大麻仁（熬）1.5升。

【做法】上药细切绢袋盛，以清酒25升，浸3宿。每温1盏，用下桃仁丸，酒尽更添。

【功效】功能活血通络，理气健脾。适用于疹癖不能食。

【服法】适量饮用。

【使用注意】忌芜荑。

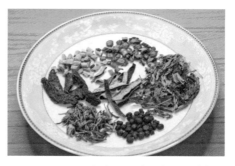

图4-87　治疹癖不能食酒部分原料

6. 骨汁煮索饼方（《太平圣惠方》）

【原料】大羊尾骨一条，葱白七茎（去须切），陈皮（去白瓤）30克，荆芥10克，面90克，羊肉120克。

【做法】大羊尾骨一条以水五大盏煮取汁二盏五分。上诸药，都用骨汁煮五七沸，去滓，用汁少许溲面作索饼，却于汁中与羊肉煮，入五味。

【功效】治虚损羸瘦，下焦久冷，眼昏耳聋。

【服法】空腹食之。

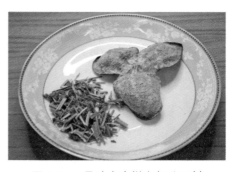

图4-88　骨汁煮索饼方部分原料

7. 猪肚黄连丸（《圣济总录》）

【原料】猪肚一个，黄连、人参各37.5克，柴胡、醋鳖甲、紫菀、杏仁各45克，白术、肉桂、陈皮各30克，干姜、芜荑仁各22.5克。

【做法】上一十二味，除猪肚外，捣罗为末，入猪肚，更捣一千杵，即以炼蜜相和，调匀得所，丸如梧桐子大。

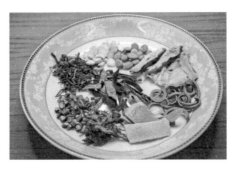

图4-89　猪肚黄连丸部分原料

【功效】治劳瘦。

【服法】每日空腹、温酒下三十丸，渐加至四十丸。

8. 柏子仁汤（《圣济总录》）

【原料】羊肾一只，柏子仁、肉桂、炒白术、人参、干姜、炙甘草、防风、制乌头、陈皮、山芋、川芎、煅磁石、芍药、黄芪、白茯苓各45克。

【做法】上药一十五味，咀，每服3克，先以水三盏，煮羊肾一只，

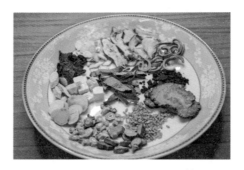

图4-90　柏子仁汤部分原料

取汁一盏，去羊肾下药，入生姜一枣大拍碎，同煎至七分。

【功效】治肾间有水，使人耳聋，补不足。

【服法】去滓食前温服。

9. 神效散（《圣济总录》）

【原料】猪羊靥（旋入盐胆内蘸过令干只用盐亦得）各三十枚，陈皮（去白瓤）30克。

【做法】上三味，捣罗为散。

【功效】治项气瘤结，附赘日渐增长。

【服法】每服二钱匕，空心米饮调下。

【使用注意】初结不过数服，觉消不用久服。

10. 苎麻粥方（《圣济总录》）

【原料】生苎麻根（煮取汁40毫升）30克，白糯米100克，大麦面50克，陈皮（去白瓤）15克。

【做法】上四味一处，以水煮，似常式粥，稀稠得所，熟后加入盐花少许。

【功效】治妊娠胎不安，腹中疼痛。

【服法】平分作二服，空腹热食之。

11. 香肚丸（《杨氏家藏方》）

【原料】猪肚1枚，醋鳖甲1枚，柴胡60克，杏仁、青蒿各250克，陈皮（去白瓤）120克，黄连90克，麝香6克。

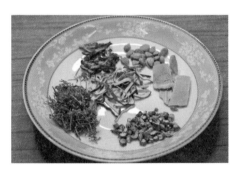

图4-91 香肚丸部分原料

【做法】上件咀，用猪肚一枚去皮膜，酿药在内，用绵缝合，以童子小便四升煮烂如泥，切碎，同药焙干，碾为细末。次入黄连末三两，麝香研细二钱，酒煮面糊为丸如梧桐子大。

【功效】治虚劳羸瘦，潮热盗汗，肢节酸疼，行步少力。

【服法】每服五十丸，温熟水送下，空心、食前腹。

12. 大乌鸡煎丸（《太平惠民和剂局方》）

【原料】乌鸡 1 只，陈皮、红花、附子、肉桂、海桐皮各 30 克，人参、白术、黄芪、牡丹皮、乌药、石床各 15 克，熟地黄、木香、草果、白芍、莪术、制川乌、延胡索、肉豆蔻、琥珀各 7.5 克，苍术 22.5 克。

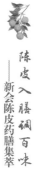

图 4-92　大乌鸡煎丸部分原料

【做法】上锉散。用乌雄鸡一只，汤捞去毛及肠肚，将药安肚中置，用新瓷瓶好酒一斗，同煮令干，去鸡骨，以油单盛，焙干为末，炼蜜丸，如梧桐子大。

【功效】治胎前产后诸般疾患，并皆治之。

【服法】每服三十丸。胎前产后伤寒，蜜糖酒下。胎前气闷壮热，炒姜酒下。赤白带下，生姜地黄煮酒下。产后败血攻心，童子小便炒姜酒吞下。产后血块攻筑，心腹疼痛，延胡索酒下。胎前呕逆，姜汤下。催生，炒蜀葵子酒下。安胎，盐酒下。室女经脉当通不通，四肢疼痛，煎红花酒下。血气攻刺，心腹疼痛，煎当归酒下。血运，棕榈烧灰，酒调吞下。血邪，研朱砂、麝香酒下。血闷，煎乌梅汤，研朱砂下。子宫久冷，温酒或枣汤下，空腹，日一服。血风劳，人参酒吞下。小腹痛，炒茴香盐酒下。血散四肢，遍身虚浮黄肿，赤小豆酒下。常服，温酒、醋汤任下，并空心食前服。

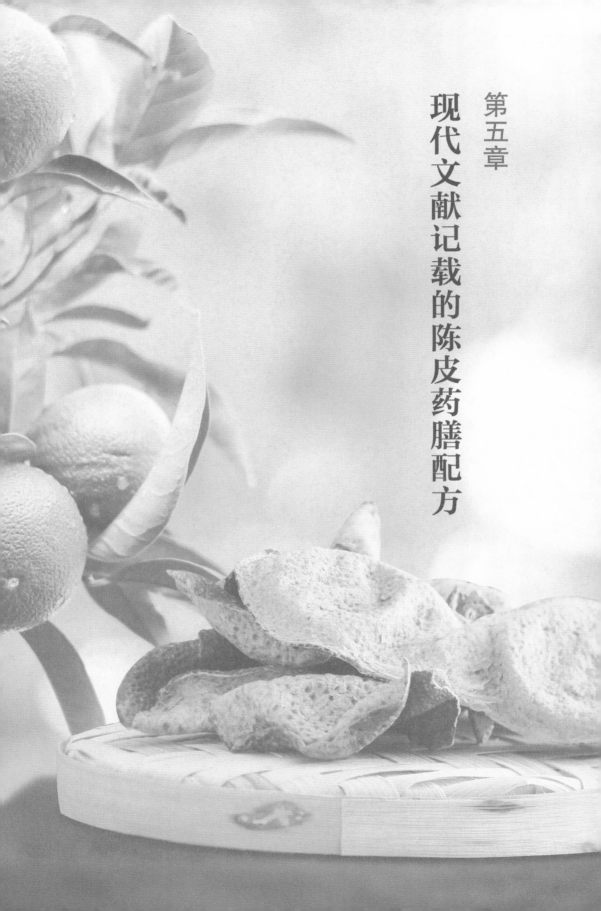

第五章

现代文献记载的陈皮药膳配方

第一节 温里散寒类

1. 干橘皮散（《疾病的食疗与验方》）

【原料】陈皮 30 克，白糖适量。

【做法】陈皮炒后研末。

【功效】功能理气温胃。适用于胃气虚寒之胃脘冷痛，痛势绵绵，嗳气胀满；或有恶心呕吐。

【服法】每次 6 克，加白糖，温开水调匀，空腹服。

2. 陈皮酒（《中国药膳学》）

【原料】陈皮 50 克，白酒 500 克。

【做法】陈皮浸白酒内 7 天。

【功效】功能行气健脾，散寒。适用于脾胃虚寒，脾虚气滞，脘腹胀满，纳呆食少，腹冷呕逆，消化不良。

【服法】每饮 1 小杯，日 2～3 次。

3. 陈皮白鲦鱼（《中国药膳学》）

【原料】白鲦鱼 1 条，干姜 3 片，胡椒 1.5克，陈皮 6 克。

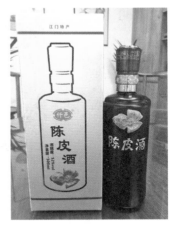

图 5-1 陈皮酒

【做法】白鲦去鳞及内脏，洗净，与后 3 味加水煮至鱼熟，食鱼喝汤。

【功效】功能益气暖胃，止冷泻。适用于脾胃虚寒所致的脘腹冷痛，恶心呕吐，泄泻。

【服法】佐餐食。

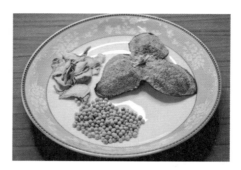

图 5-2　陈皮白鲦鱼部分原料

4. 陈皮红枣茶（《中国药膳大辞典》）

【原料】陈皮 1 块，红枣 3 个（去核）。

【做法】水煎汤。

【功效】功能温中，散寒，止痛。适用于面白肢冷，呕吐时作，口不渴，遇寒加重。

【服法】代茶饮。

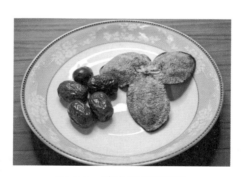

图 5-3　陈皮红枣茶原料

5. 丁香陈皮人乳煎（《中国药膳学》）

【原料】丁香 10 枚，陈皮 3 克，人乳 1 杯。

【做法】温水浸透丁香、陈皮，武火煮开后转用文火煮至剩少许药汁，取药汁兑入人乳，再煮沸。

【功效】功能温暖脾胃。适用于婴儿吐乳，粪便色青。

【服法】日数次，缓缓少量喂饮。

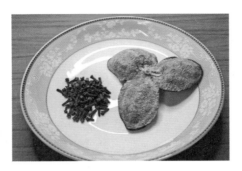

图 5-4　丁香陈皮人乳煎部分原料

6. 姜橘椒羹（《家庭药膳手册》）

【原料】鲫鱼 250 克，生姜 30 克，陈皮 10 克，胡椒 3 克，盐适量。

【做法】鲫鱼去鳞、鳃、内脏，洗净；生姜洗净、切片，与陈皮、胡椒同包扎在纱布袋中，填入鱼肚，置锅内，加水适量，小火煨熟，加盐少许。

【功效】功能健脾温胃。适用于脾胃虚寒，腹痛，食欲不振，消化不良，虚弱乏力。

【服法】空腹饮汤食鱼，日 2 次。

7. 党参陈皮鸡（《中国药膳学》）

【原料】净公鸡 1 只，党参 18 克，草果 1 克，陈皮、桂皮各 3 克，干姜 6 克，胡椒 10 粒，调料适量。

【做法】诸药放鸡腹内，加葱、姜、酱油、盐共煮至肉烂，弃药。

【功效】功能益气温胃。适用于脾胃阳虚或气虚受寒而致之食少，脘腹隐痛。

【服法】佐餐食。

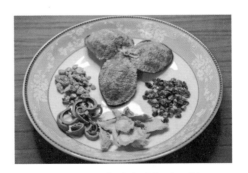

图 5-5　党参陈皮鸡部分原料

8. 良姜陈皮粥（《养生康复粥谱》）

【原料】高良姜 25 克，陈皮 5 克，大米 100 克。

【做法】高良姜切片，与陈皮、大米煮粥。

【功效】功能温中散寒。适用于风寒腹痛。

【服法】趁热食。

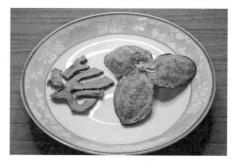

图 5-6　良姜陈皮粥部分原料

9. 橘皮姜枣汤（《疾病的食疗与验方》）

【原料】陈皮、生姜各 12 克，大枣（去核）7 枚。

【做法】水煎服。

【功效】功能理气温中，止痛止呕。适用于胃气虚寒的胃脘冷痛，痛势绵绵，喜温喜按，泛吐清水或酸水、常嗳气，进食后痛减，病程较长者。

【服法】温服，每日 2 次。

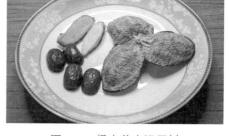

图 5-7　橘皮姜枣汤原料

10. 丁香蜜米饮（《中国药膳学》）

【原料】丁香 2 克，陈皮 3 克，蜂蜜、米饮各适量。

【做法】温水浸泡丁香、陈皮，以浸透为度。武火煮沸，文火煮 15 分钟，取汁，调入蜂蜜、米饮。

【功效】功能暖脾胃，补气虚。适用于小儿吐泻。

【服法】每服 5 ～ 10 毫升，日 4 ～ 5 次。

11. 红茅药酒（《全国中药成药处方集》）

【原料】公丁香、白豆蔻各6克，砂仁10克，高良姜、零陵香、红豆各6克，白芷10克，当归30克，木香2克，肉豆蔻6克，陈皮20克，枸杞10克，檀香2克，草豆蔻6克，佛手10克，桂枝6克，沉香4克，肉桂20克，山药6克，红曲162克，烧酒5200克，蜂蜜1560克，冰糖4162克。

【做法】上药装入布袋，浸酒中，加热煮数沸兑入蜂蜜、冰糖，溶化。

【功效】功能温中行气，散寒止痛。适用于寒湿中阻，脾胃气滞的脘满痞寒，腹胀腹痛，不思饮食，消化不良。

【服法】适量热饮。

12. 青鱼党参汤（《中国药膳学》）

【原料】青鱼500克，党参9克，草果1克，陈皮1.5克，桂皮1.5克，干姜3克，胡椒5粒。

【做法】青鱼去鳞、内脏，洗净，与各药同煮，再加葱、姜等调味，食肉饮汤。

【功效】功能益气补中，温阳散寒。适于脾胃阳气虚弱，食少，脘腹冷痛，呕恶，胀满便溏。

【服法】佐餐食。

13. 带鱼豆豉汤（《中国药膳学》）

【原料】带鱼500克，豆豉6克，生姜3片，陈皮3克，胡椒1.5克。

【做法】带鱼洗净切块；先煮豆豉，沸后入生姜、陈皮、胡椒，并入带鱼煮熟。

【功效】功能补益五脏，温中开胃。适用于脾胃虚寒，纳呆食少。

【服法】佐餐食。

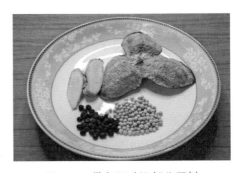

图5-8 带鱼豆豉汤部分原料

14. 砂仁牛肉（《中国药膳学》）

【原料】牛肉1500克，砂仁、陈皮各5克，生姜25克，桂皮、胡椒、葱、盐各适量。

【做法】上诸味，加水同煮，待牛肉熟后取出切片，食牛肉。

【功效】功能温中补虚。适用于脾胃虚寒，肢体倦怠，不思饮食，腹痛吐泻，四肢不温。

【服法】随意食。

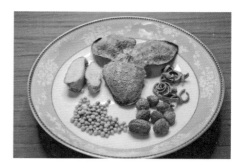

图 5-9　砂仁牛肉部分原料

15. 通草糯米粥（《中国药膳学》）

【原料】通草10克，生芦根15克，陈皮10克，糯米50～100克。

【做法】前3味水煎取汁，与糯米煮粥。

【功效】功能调中和胃。适用于伤寒后呕哕症。

【服法】随意食。

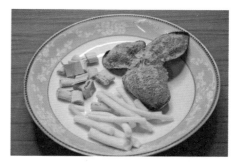

图 5-10　通草糯米粥部分原料

16. 紫苏陈皮葱饮（《疾病的食疗与验方》）

【原料】紫苏叶9克，陈皮15克，葱15克。

【做法】水煎服。

【功效】功能温散寒邪，和胃。适用于外感风寒兼胃气不和，胀满，恶心。

【服法】温服，每日2次。

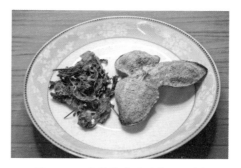

图 5-11　紫苏陈皮葱饮部分原料

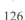

17. 鲈鱼健脾汤（《食疗本草学》）

【原料】鲈鱼 50 克，白术 10 克，陈皮 5 克，胡椒 0.5 克。

【做法】鲈鱼洗净，与诸药同煎汤至肉熟，饮汤食肉。

【功效】功能益脾健胃，温中理气。适用于脾胃虚弱，消化不良，少食腹泻，胃脘隐隐作痛或冷痛者。

【服法】佐餐食。

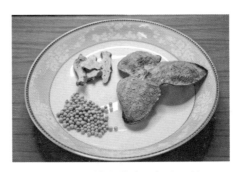

图 5-12　鲈鱼健脾汤部分原料

18. 鲫鱼温中羹（《食疗本草学》）

【原料】鲫鱼 1 尾，草豆蔻、生姜、陈皮各 6 克，胡椒 0.5 克。

【做法】鲫鱼去鳃、鳞、内脏，洗净；草豆蔻研末，撒放鱼腹内，用线扎定，加生姜、陈皮、胡椒，水煮熟食，酌加适量食盐调味。

【功效】功能补脾温中，健胃进食。适用于脾胃虚寒，食欲不振，饮食不化，虚弱无力。

【服法】佐餐食。

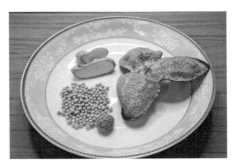

图 5-13　鲫鱼温中羹部分原料

19. 鳙鱼豆豉汤（《中国药膳学》）

【原料】鳙鱼 500 克，豆豉 6 克，生姜 3 片，陈皮 3 克，胡椒 1.5 克。

【做法】鳙鱼去鳞、鳃及内脏，洗净；先煮豆豉，汤沸后入鱼，再调入诸味，煮至肉熟，食肉喝汤。

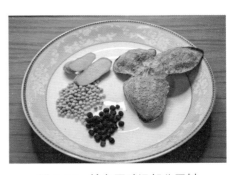

图 5-14　鳙鱼豆豉汤部分原料

【功效】功能补虚理气暖胃。适用于脾胃气虚或阳虚之食欲不振，消化不良。

【服法】佐餐食。

20. 鳙鱼党参健胃汤（《中国药膳学》）

【原料】鳙鱼1000克，党参15克，草果1.5克，陈皮、桂皮各3克，干姜6克，胡椒10粒，调料适量。

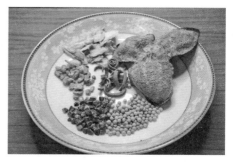
图 5-15　鳙鱼党参健胃汤部分原料

【做法】鳙鱼去鳞、鳃及内脏，洗净；诸药装纱布袋中，扎口，共煮汤、加葱、酱油、盐，至肉熟，弃药袋，食肉喝汤。

【功效】功能补虚暖胃。适用于脾胃虚寒之干呕食少，脘腹隐痛。

【服法】佐餐食。

陈皮入膳调百味
——新会陈皮药膳集萃

第二节　理气止痛类

1.陈皮木香肉（《百病饮食自疗》）

【原料】陈皮、木香各3克，猪瘦肉200克，食盐适量。

【做法】前2味焙干研末；猪肉洗净切片；炒锅内放食油少许，烧热后放入肉片煸炒，加清水适量，欲熟时下陈皮、木香末，食盐拌匀。

【功效】功能理气解郁补虚。适用于妊娠少腹胀痛，连及两胁，嗳气稍舒，或情绪不安。

【服法】佐餐食。

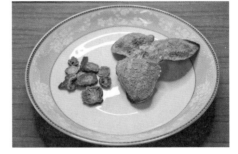

图 5-16　陈皮木香肉部分原料

2.陈皮油烫鸡（《中国药膳》）

【原料】嫩公鸡1只（约1500克），陈皮15克，葱、生姜各10克，盐5克，花椒2克，冰糖25克，植物油1000克（实耗75克），味精2克，麻油3克，卤汁适量。

【做法】陈皮洗净切成5毫米宽的粗丝；鸡宰杀后去毛及内脏，洗净；葱、姜洗净拍破，锅内注入清水，放入姜、葱、花椒、食盐，置中火上烧沸，下鸡和一半陈皮丝，煮沸20分钟后，将鸡捞出晾凉，去汤。锅中倒入卤汁，置中火上烧沸后，将鸡下锅，文火卤熟捞出。另用炒锅加少许卤汁，放入冰糖，收缩成汁，入食盐，味精调味，抹在鸡的皮面上。炒锅刷净，置中火上，倒入植物油，炼至油泡散尽冒青烟时，离火，待油温略降将余下的陈皮撒入锅内炸酥，捞出；鸡用油反复淋烫两遍，使其色变红亮；将鸡表面抹层麻油，斩块装盘，上面撒入陈皮丝。

【功效】功能健脾和胃，行气补虚。适用于脾胃虚弱，食少脘痞及胃肠气滞，脘腹胀满，恶心嗳气，不思饮食。本方可作为病后体虚，食欲不振，消化不良，慢性胃炎，胃肠功能紊乱及慢性支气管炎患者的膳食。

【服法】佐餐食。

3. 陈皮瘦肉粥（《中国药膳学》）

【原料】陈皮9克，墨鱼骨12克，瘦肉50克，白米适量。

【做法】瘦肉洗净，切片；白米淘净，与陈皮、墨鱼骨同煮为粥，熟后去陈皮、墨鱼骨，加入瘦肉片再煮至肉熟，食盐调味。

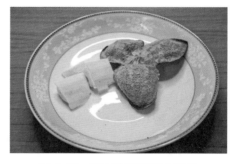

图5-17　陈皮瘦肉粥部分原料

【功效】功能健脾行气，补虚。适用于脾胃气滞，胃脘胀痛，嗳气泛酸，食少体虚。

【服法】空腹温服。

4. 陈草蜜膏（《家庭药膳手册》）

【原料】陈皮、甘草各100克，蜂蜜适量。

【做法】前二味洗净，加水浸泡发透，煎20分钟取汁，共取3次，合并药液，以小火煎熬浓缩成稠膏时，加蜂蜜1倍，至沸停火，待冷装瓶服用。

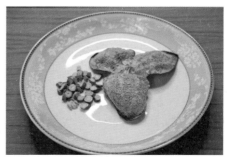

图5-18　陈草蜜膏部分原料

【功效】功能补中益气，行气健脾。适用于胃、十二指肠溃疡。

【服法】每次1汤匙，日2次。

5. 橘皮饮（《中国药膳学》）

【原料】陈皮 10 克，杏仁 10 克，老丝瓜 10 克，白糖适量。

【做法】杏仁温水泡后去皮尖，陈皮、丝瓜洗净，加水同煮 20 分钟，去渣留汁，加糖搅化。

【功效】功能理气去痰。适用于痰湿咳嗽。

【服法】代茶饮。

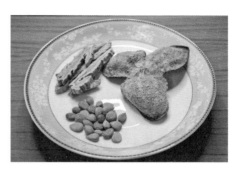
图 5-19　橘皮饮部分原料

6. 橘皮茶（《百病饮食自疗》）

【原料】陈皮 6 克，茶叶少许。

【做法】将陈皮洗净，加水煎取滚沸汤液，趁热沏茶。

【功效】功能行气宽胸。适用于痰浊头痛，头痛昏蒙，平素多痰，胸脘满闷，时有恶心或呕吐痰涎。

【服法】随意饮之。

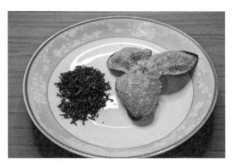
图 5-20　橘皮茶原料

7. 橘皮竹茹茶（《常见病验方研究参考资料》）

【原料】陈皮 5 克，竹茹 10 克。

【做法】陈皮撕碎，竹茹切碎，沸水冲泡。

【功效】功能理气降逆。适用于妊娠反应，胃气上逆之呕吐。

【服法】代茶频饮。

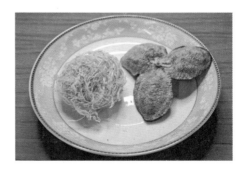
图 5-21　橘皮竹茹茶原料

8. 姜橘饮（《家庭食疗手册》）

【原料】生姜 60 克，陈皮 30 克。

【做法】水煎汤。

【功效】功能健脾理气。适用于胸脘满闷，饮食不下。

【服法】空腹服用。

9. 甘松茶（《中国药膳大辞典》）

【原料】甘松 18 克，广陈皮 4 克。

【做法】将上 2 味切碎，加水 500 毫升，浸于沸水内 3 小时，每半小时内煮沸 1 次。

【功效】功能行气止痛，开胃醒脾。适用于癔病，神经衰弱，肠胃痉挛，神经性胃痛。

【服法】分 12 次服，日 6 次，代茶饮。

【使用注意】凡气虚血热者忌服。

10. 佛手露（《全国中草药处方集》）

【原料】佛手 120 克，五加皮 30 克，木瓜、青皮各 12 克，栀子、陈皮各 15 克，高良姜、砂仁、肉桂各 9 克，木香、公丁香各 6 克，当归 18 克，白酒 1000 毫升，冰糖 250 克。

【做法】前 12 味共切细末，装入绢布袋内，扎口，浸入酒中，以文火煮之，去药袋，入冰糖溶化。

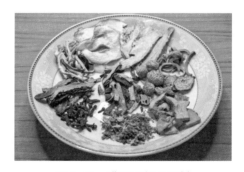

图 5-22　佛手露部分原料

【功效】功能疏肝理脾，宽胸解郁。适用于肝气郁结，脾胃气滞，胸胁胀痛，痞闷不舒，嗳气泛恶，纳谷不香，消化不良，脘腹冷痛。

【服法】每服 50 毫升，日 3 次。

【使用注意】孕妇忌服。

11. 佛手露酒（《全国中药成药处方集》）

【原料】佛手 120 克，五加皮 30 克，木瓜 12 克，山栀 15 克，高良姜、砂仁各 9 克，木香、公丁香各 6 克，当归 8 克，广陈皮 15 克，青皮 12 克，肉桂 9 克，白酒 1000 毫升，冰糖 1500 克。

【做法】将上药装入生绢袋内，浸入酒中，用文火加热 30 分钟后，过滤，加冰糖溶化，以瓷坛或玻璃瓶贮存。

【功效】功能疏肝理气。适用于肝郁气滞，脾胃不和，胸胁满闷心烦，气逆欲呕，食欲不振，胃脘胀痛。

【服法】每日早、午各温饮 2～3 小盅。

【使用注意】孕妇忌服。

12. 状元红酒（《食物与治病》）

【原料】当归 15 克，红曲、砂仁各 30 克，广陈皮、青皮各 15 克，丁香、白蔻、山栀、麦芽、枳壳各 6 克，藿香 9 克，厚朴 6 克，木香 3 克，白酒 15000 毫升，冰糖 1000 克。

【做法】将上药装入布袋内，浸于酒中，文火加热 30 分钟，加入冰糖，取出放凉。

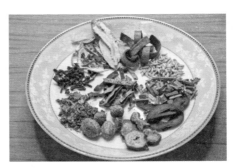

图 5-23　状元红酒部分原料

【功效】功能疏肝解郁。适用于肝气郁滞，脾胃失和。

【服法】早晚各 1 次。每次 2～3 小杯。

13. 茴香汤（《中国药膳大全》）

【原料】茴香 500 克，川楝子、陈皮、食盐各 250 克，甘草 200 克。

【做法】将陈皮去白瓤，与其他 4 味均研成末，拌匀，装瓶备用。

【功效】功能暖肝散寒，行气止

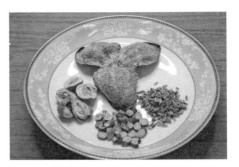

图 5-24　茴香汤部分原料

痛。适用于肝经寒凝气滞之脐腹冷痛，疝气疼痛。

【服法】每服1汤匙，白开水冲服，日2次。

14. 调经酒（《中国药膳大辞典》）

【原料】当归、川芎、吴茱萸各
120克，炒白芍、白茯苓、陈皮、元
胡、牡丹皮各90克，熟地黄、醋香
附各180克，小茴香、砂仁各60克，
烧酒1500克，黄酒10千克。

【做法】将上药用绢袋盛之，浸
入酒中，容器封固，隔水加热1.5小
时后，放凉，浸数日。

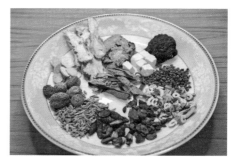

图5-25　调经酒部分原料

【功效】功能活血化瘀，行气止痛。适用于气滞血涩，夹有寒郁所致的
经行腹胀疼痛，经血量少，色黯有块，以及月经不调。

【服法】适量饮用，每天2次。

15. 萝卜海带汤（《疾病的食疗与验方》）

【原料】海带50克，陈皮、海蛤壳各10克，生牡蛎30克，萝卜250
克，鸡汤或肉汤、盐、味精适量。

【做法】前4味水煎40分钟，滤取药液，捡出海带切丝；萝卜洗净，
切块，与海带同入药液中，加少量鸡汤、盐、味精，煮至萝卜熟，吃菜
喝汤。

【功效】功能理气软坚，消瘿。可抑制甲亢新陈代谢，减轻症状，适用
于甲亢手术前准备阶段。

【服法】佐餐食。

16. 梅花银耳羹（《华夏药膳保健顾问》）

【原料】梅花10朵，银耳50克（干），陈皮5克，白糖50克。

【做法】将梅花洗净；银耳发透去蒂洗净；陈皮用清水泡软，切细丝。

陈皮入膳调百味
——新会陈皮药膳集萃

锅中加清水 500 毫升，放入银耳、陈皮、白糖熬煮 30 分钟，加入梅花煮沸片刻。

【功效】功能疏肝解郁，益胃生津。适用于肝胃气痛，食欲不振，气郁引起的头晕。

【服法】空腹温服。

17. 紫菜蛋卷（《疾病的食疗与验方》）

【原料】紫菜 20 克，鸡蛋 3 个，象贝粉 3 克，牡蛎粉 3 克，鲜橘皮 5 克，猪肉馅 100 克，姜、葱、盐、味精等适量。

【做法】将鸡蛋摊成蛋皮；猪肉馅、象贝粉、牡蛎粉拌匀成黏稠状，加入橘皮末、姜末、葱末、盐、味精和成馅。摊好蛋皮，铺上一层发好的紫菜，放上馅，卷成卷，装盘，上笼蒸 20 分钟。

【功效】功能疏肝理气，消痰散结。适用于甲亢属于气郁痰凝者。

【服法】随意食。

18. 紫菜萝卜汤（《中国药膳学》）

【原料】紫菜 50 克，萝卜 500 克，陈皮 5 克。

【做法】陈皮洗净，萝卜切丝与紫菜共煮汤。

【功效】功能软坚散结，行气开郁。适用于甲状腺肿大。

【服法】佐餐用，每日 2 ～ 3 次。

19. 蜜饯金橘（《疾病的食疗与验方》）

【原料】金橘 500 克，鲜橘皮 50 克，连翘、夏枯草、槟榔各 20 克，蜂蜜 50 克。

【做法】将金橘洗净，去核；槟榔碾成面；鲜橘皮切细丝。连翘、夏枯草加水 1500 毫升煎煮 30 分钟，去渣取汁。用药液再煮金橘、橘皮、槟

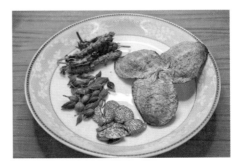

图 5-26 蜜饯金橘部分原料

椰面，煮至金橘烂熟（药液不足可适当加水），汁液将干时，入蜂蜜，再煎煮20分钟，收汁即停火，待冷，贮于瓶罐中。

【功效】功能疏肝理气，清解热毒。适用于气郁之痤疮患者。

【服法】每服10～15克，每日3次。

20. 鲫鱼紫蔻汤（《吉林中草药》）

【原料】鲫鱼1条，紫蔻3粒，胡椒、陈皮、生姜各适量。

【做法】鲫鱼去鳞、鳃及内脏，洗净；紫蔻研为末，纳入鱼腹内，下锅，加水、胡椒、陈皮、生姜煮熟，食鱼饮汤。

【功效】功能健脾和胃，行气宽中。适用于脾胃虚弱，不思饮食，纳少乏力，或湿阻脾胃，脘腹胀满，恶心呕吐。

【服法】佐餐食。

21. 山楂荞麦饼（《疾病的食疗与验方》）

【原料】荞麦面1000克，鲜山楂500克，陈皮、青皮、砂仁、枳壳、石榴皮、乌梅各10克，白糖适量。

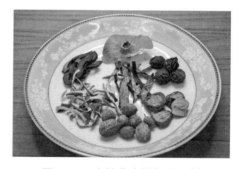

【做法】将陈皮等5味药与白糖加水1000毫升煎煮，30分钟后滤渣取汁；鲜山楂煮熟去核碾成泥状；荞麦面用药汁和成面团，把山楂泥揉入面团中，做成点心形状，以小火烙成饼，或入烤箱烤熟。

图5-27　山楂荞麦饼部分原料

【功效】功能理气疏肝，健脾止泻。适用于脾虚肝郁之腹痛作胀，泄泻便溏，矢气频多，胸胁胀满疼痛，精神抑郁或性情急躁，食少纳呆。

【服法】每服1块，日2次。

第三节　开胃消食类

1. 橘皮汤（《中国药膳学》）

【原料】陈皮适量。

【做法】微炒陈皮，研为细末。

【功效】功能理气，化痰，消食。适用于食后胀满，吞吐酸水。

【服法】每次 3～10 克，开水浸泡，或略煮。代茶饮。

2. 橘皮粥（《常见病食疗食补大全》）

【原料】陈皮 3～5 克，粳米 50 克。

【做法】将陈皮晒干，碾炒细末（不研，煎取浓汁煮粥亦可），用粳米加水入砂锅内，煮作稀粥，入陈皮末稍煮片刻，待粥稠停火。

【功效】功能理气解郁，消积导滞。适用于脾胃气滞，脘腹胀满，消化不良，食欲不振，恶心呕吐，咳嗽痰多，胸膈满闷。

【服法】每日早晚餐温热服食，5 天为一疗程。

3. 橘枣饮（《华夏药膳保健顾问》）

【原料】大枣 10 枚，鲜橘皮 10 克（或陈皮 3 克）。

【做法】将大枣用锅炒焦，与橘皮一起放保温杯内，以沸水冲泡 10 分钟。

【功效】功能开胃，消食。适用于食欲不振，消化不良。

【服法】饭前代茶频饮。

4. 枳椇橘皮竹茹汤（《食疗本草学》）

【原料】枳椇子 30～60 克，陈皮、竹茹各 15 克。

【做法】水煎取汁。

【功效】功能解酒除烦，和胃止呕。适用于饮酒过度，心烦口渴，呕逆不食。

【服法】徐徐饮服。

5. 紫苏姜橘茶（《百病饮食自疗》）

【原料】苏梗 9 克，生姜 6 克，大枣 10 枚，陈皮 6
克，红糖 15 克。

【做法】共煎取汁。

【功效】功能消积导滞。适用于孕后 2～3 月，脘腹胀闷，呕恶不食，或食入即吐，浑身无力，倦怠思睡。

【服法】代茶饮。

扫码观看视频

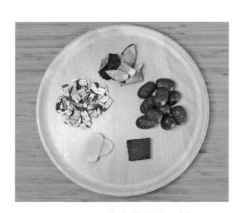

图 5-28　紫苏姜橘茶原料

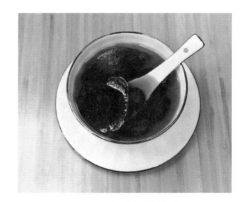

图 5-29　紫苏姜橘茶成品

6. 健脾饮（《中国药膳》）

【原料】陈皮10克，荷叶半张，炒山楂3克，生麦芽15克，白糖少许。

【做法】上诸味水煎30分钟取汁，调入白糖。

【功效】功能健脾导滞，升清化浊。适用于脾失健运、饮食不消之脘腹胀满，饱满嘈杂，厌食；尤宜于小儿疳积。

【服法】代茶饮。

扫码观看视频

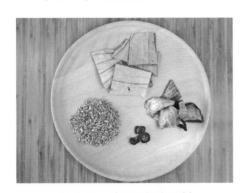
图 5-30　健脾饮部分原料

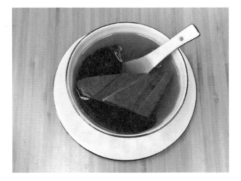
图 5-31　健脾饮成品

7. 加味三仙茶（《滋补保健药食谱》）

【原料】焦三仙18克，鲜橘皮3克。

【做法】水煎半小时取汁。

【功效】功能消积化滞，理气止咳。适用于消化不良，嗳气吞酸，食积，酒伤，风寒咳嗽。

【服法】代茶徐饮。

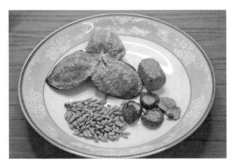
图 5-32　加味三仙茶原料

8. 鸡橘粉粥（《中国药膳》）

【原料】鸡内金 6 克，陈皮 3 克，砂仁 1.5 克，粳米 30 克，白糖少许。

【做法】前 3 味共研细末，与粳米同煮粥，临熟入白糖。

【功效】功能健脾消积。适用于食积不化，脘腹胀满，以及小儿消化不良，面黄肌瘦，呕恶便溏。

【服法】温服，早晚各服 1 碗。

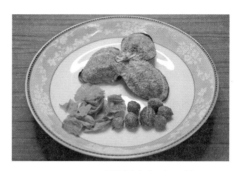

图 5-33　鸡橘粉粥部分原料

9. 胃乐茶（《中草药制剂方法》）

【原料】制香附 300 克，焦建曲、制金柑各 180 克，老木香、陈皮各 90 克，甘草 30 克。

【做法】将老木香、陈皮、甘草共打粗粉，把制香附、焦建曲、制金柑加水浸渍，煎煮 2 次，每次 1 小时，药液合并，静置 6 小时过滤，加热浓缩至稠膏状 180 克，加入上述粗粉，充分搅拌，混合均匀，烘或晒干（温度不超过 50 度），再过 1 号筛、分装，每袋 12 克。

【功效】功能理气消积。适用于胸闷脘痛，消化不良。

【服法】每服 1 袋，日 2 次，白开水冲服，代茶饮。

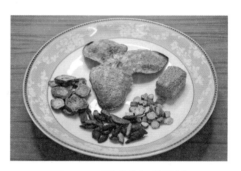

图 5-34　胃乐茶部分原料

10. 健脾莲花糕（《养生食疗菜谱》）

【原料】党参、白术、麦芽、六曲各 15 克，陈皮 12 克，枳壳 20 克，山楂 10 克，鸡蛋 500 克，面粉 350 克，白糖 450 克，熟猪油 50 克，红色素 2 克，熟芝麻 2 克。

【做法】党参、白术、陈皮、六曲、枳壳、山楂去净灰渣，加工研制

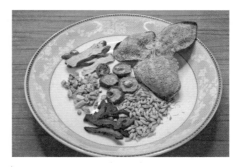

图 5-35 健脾莲花糕部分原料

成末。鸡蛋去壳打入缸内，加白糖，用斑竹扫帚顺一个方向掸约 35 分钟，呈乳白色时筛入面粉、中药末，加食红轻搅，变至淡红色。将模型莲花蛋糕盒洗净，每个盒内抹上熟猪油，舀入糕浆料，放入笼内，用旺火蒸熟，趁热撒上芝麻，取出蛋盒，翻入盘内。

【功效】功能健脾消食，行气消胀。适用于脾胃虚弱所致消化不良，胸闷饱胀，不思饮食。

【服法】随意食。

11. 健脾营养抄手（《中国药膳学》）

【原料】健曲 6 克，甘草、泽泻、白豆蔻、桔梗各 3 克，黄连 2 克，陈皮、茯苓各 9 克，山药、党参、莲子、薏苡仁、芡实、扁豆、麦芽各 15 克，山楂 12 克，藿香 5 克，鸡 2～5 只，墨鱼 150 克，面粉 1 千克，猪瘦肉 1 千克，猪皮、杂骨、调料各适量（200 份）。

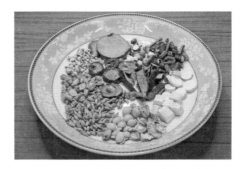

图 5-36 健脾营养抄手部分原料

【做法】诸药配齐装纱布袋内、扎口，与洗净之猪皮、杂骨、墨鱼、鸡肉同放锅内，加水炖至肉烂，为原汤。捞出药袋、鸡肉、墨鱼，待冷剔下鸡肉、墨鱼肉，切成细丝，加味精、胡椒粉、盐调好备用。猪肉剁成茸，

加适量水、盐、胡椒粉搅成馅，以水肉不分离为度。面粉和成面团，擀成薄片，切成10张/50克的小方块，制成抄手皮，包上馅，做成抄手，下入沸水中煮至抄手浮起约2分钟。另用碗放入味精、胡椒粉、盐，掺入熬好的药汁原汤，每碗装10个抄手，并把鸡肉、墨鱼丝撒在上面。

【功效】功能健脾胃，助消化，补虚损。适用于脾胃虚弱，消化不良，食滞泄泻。

【服法】早晚餐温热服食。

12. 楂曲内金散（《常见病的饮食疗法》）

【原料】炒山楂、炒麦芽、炒谷芽、鸡内金、神曲各30克，陈皮15克。

【做法】诸药干燥，共为细末。

【功效】功能消食导滞，理气健胃。适用于食积气滞，脘腹胀痛，呕恶嗳气，大便不调，不食、厌食。

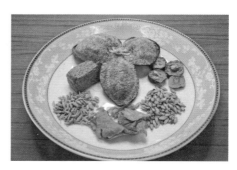

图 5-37　楂曲内金散部分原料

【服法】每服6～10克，米汤送下，日3次。

13. 槟榔饮（《中国药膳》）

【原料】槟榔、莱菔子各10克，陈皮1块，白糖少许。

【做法】槟榔捣碎；陈皮洗净，与莱菔子同水煎30分钟取汁，调入白糖。

【功效】功能消食导滞。适用于饮食停滞，脘腹胀满，厌食。

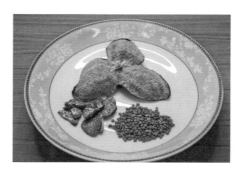

图 5-38　槟榔饮部分原料

【服法】代茶饮。

第四节　解表散邪类

1. 陈皮姜糖水（《中国药膳学》）

【原料】陈皮 10 克，生姜 3 克，红糖适量。

【做法】前 2 味水煎取汁，入红糖调味。

【功效】功能解表散寒，温中止呕，化痰。适用于风寒感冒，咳嗽痰多，胃寒呕吐。

【服法】温服。

2. 紫陈酒（《中国药膳学》）

【原料】紫苏叶 10 克，陈皮 10 克，白酒适量。

【做法】苏叶、陈皮洗净，以水酒各半煎汤，去渣留汁。

【功效】功能解表散寒，行气和胃。适用于风寒感冒，胃寒呕吐。

【服法】每日分 2～3 次温服。

3. 九节茶（《中国药膳大辞典》）

【原料】九节茶 18 克，兰花参 15 克，牡荆 9 克，苍耳子 9 克，陈皮 3 克，白糖适量。

【做法】上诸味文火煎 20 分钟，去渣取汁。

【功效】功能解表散邪。适用于感冒发热，头痛，全身酸痛，鼻塞，咽痛。

【服法】代茶饮。

4. 万应甘和茶 (《实用中成药手册》)

【原料】藿香、紫苏、厚朴、苍术、白术、陈皮、茯苓、泽泻、木瓜、甘草、砂仁、苦杏仁、半夏、白扁豆、茶叶各等份。

【做法】上诸味沸水冲泡。

【功效】功能清热解表。适用于感冒发热，腹痛吐泻，暑湿泄泻。如果感冒发烧，另加生姜、葱、紫苏叶少许同煎服。

【服法】每服9克，每日1次。代茶饮。

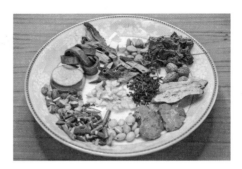

图 5-39　万应甘和茶原料

5. 千金茶 (《全国医药产品大全》)

【原料】香薷50克，甘草100克，香附50克，苍术、茶叶各100克，石菖蒲30克，厚朴（制）80克，羌活、陈皮（制）、贯众、柴胡、紫苏、半夏（制）、川芎各50克，薄荷30克，枳壳50克，玉叶金花100克，桔梗、荆芥、广藿香各50克。

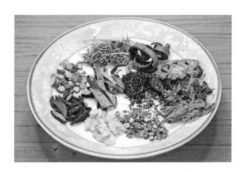

图 5-40　千金茶部分原料

【做法】将上药研成黄褐色粗粉，每包12克。

【功效】功能清热解毒。适用于四季伤风感冒，中暑发热，腹痛身酸痛，呕吐泄泻。

【服法】每次1包，水煎数沸，日1～2次，儿童减半，代茶饮。

6. 天中茶（《上海市中药成药制剂规范》）

【原料】制川朴、制半夏、杏仁（去皮）、炒莱菔子、陈皮各90克，荆芥、槟榔、香薷、干姜、炒车前子、羌活、薄荷、炒枳实、柴胡、大腹皮、炒青皮、炒白芥子、猪苓、防风、前胡、炒白芍、独活、炒黑苏子、土藿香、桔梗、藁本、木通、紫

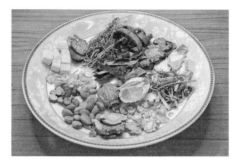

图5-41　天中茶部分原料

苏、泽泻、炒茅术、炒白术各60克，炒麦芽、炒六神曲、炒山楂、茯苓各120克，白芷、甘草、炒草果仁、秦艽、川芎各30克，红茶叶300克。

【做法】除大腹皮外，其余各药共研粗粉，将大腹皮煎汁，过滤去渣，取汁拌入药粉内，晒或烘干，用纸袋盛装，每袋9克。

【功效】功能疏散风寒，健脾和胃。适用于四时感冒，寒热头痛，胸闷呕恶，咳嗽鼻塞，腹痛腹泻。

【服法】每服9克，日2次，用布袋包煎或白开水泡汤代茶饮。

7. 六曲茶（又名"神曲茶"）（《实用中成药手册》）

【原料】藿香、香附、陈皮、槟榔、砂仁、苍术、山楂、神曲、厚朴、白芷、桔梗、甘草、法半夏、紫苏、豆蔻壳、麦芽、茯苓各适量。

【做法】沸水浸泡或用生姜1～2片同煎。

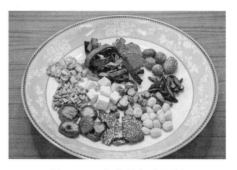

图5-42　六曲茶部分原料

【功效】功能解表散寒，止呕，止泻。适用于伤风感冒，头痛，咳嗽，伤食腹痛，呕吐泻泄。

【服法】每次1包，小儿酌减，代茶饮。

8. 双虎万应茶（《实用中成药手册》）

【原料】木香、茯苓、藿香、大腹皮、半夏、苍术、陈皮、泽泻、枳壳、羌活、紫苏、厚朴、香附、香薷、白扁豆、槟榔、木瓜、白术、薄荷、白芷、茶叶各适量。

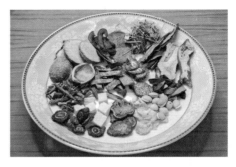

图 5-43　双虎万应茶部分原料

【做法】以上诸药研成粗粉，布袋分装，每袋重 6 克。

【功效】功能清热解表。适用于四时感冒，暑热泻泄，胸闷膈满，呕恶食滞。

【服法】每日 1～2 次，代茶饮。

9. 甘和茶（《实用中成药手册》）

【原料】紫苏、苍术、厚朴、薄荷、青蒿、前胡、铁苋菜、荆芥、桔梗、羌活、甘草、泽泻、陈皮、枳壳、桑叶、半夏、藿香、柴胡、香薷、佩兰、白芷、黄芩、山楂、仙鹤草、茶叶各适量。

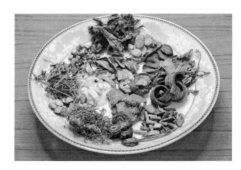

图 5-44　甘和茶部分原料

【做法】开水泡服或煎服。

【功效】功能解表散寒。适用于风寒感冒，头痛，胸闷，中暑，腹痛泄泻。

【服法】代茶饮。每服 6 克，每日 2 次。

10. 甘和茶（《全国医药产品大全》）

【原料】广藿香、荷叶、布渣叶各288克，甘草240克，防风、黄芩、前胡、栀子、槐花、葛根、淡竹叶、青蒿、紫苏梗、香薷各192克，萆薢、桑叶、苍术、茵陈、乌药、旋覆花各144克，木通96克，苦丁茶、水翁花各72克，槟榔、厚朴、威灵仙、连翘、薄荷各96克，紫苏叶192克，胆草、山楂、陈皮各48克。

【做法】制成黑棕色皱缩卷曲的药茶叶，开水冲服。

【功效】功能清热解表，消积导滞。适用于感冒发热，头痛胃痛，食滞饱胀，腹痛吐泻。

【服法】每服6克，代茶饮。

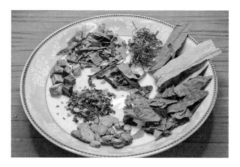

图 5-45　甘和茶（2）部分原料

11. 石香薷茶（《江西草药》）

【原料】荠苎（石香薷之别名）、薄荷、陈皮各6克，金银花12克，葱白3个。

【做法】水煎服。

【功效】功能辛凉解表。适用于防治感冒。

【服法】代茶饮。

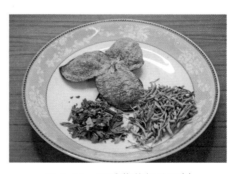

图 5-46　石香薷茶部分原料

12. 四时甘和茶（《实用中成药手册》）

【原料】稻芽、陈皮、山楂、藿香、厚朴、紫苏叶、柴胡、薄荷叶、乌药、防风、荆芥穗、茶叶各适量。

【做法】沸水冲泡或煎煮。

【功效】功能祛暑，消积，醒酒。适用于感冒，中暑，食滞饱胀，呕吐，泄泻，醉酒。

【服法】每次6～12克，日1～2次，代茶饮。

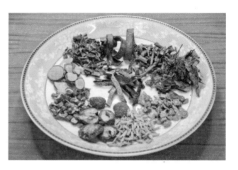

图 5-47　四时甘和茶部分原料

13. 四时感冒茶（《实用中成药手册》）

【原料】野牡丹、鬼针草、仙鹤草、香薷、野花生、陈皮、截叶铁扫帚、南五味子藤、牡荆叶、薄荷、防己、青蒿、玉叶金花、铁苋菜、茶叶、高粱酒、马鞭草各适量。

【做法】水煎煮。

【功效】功能化湿解表。适用于感冒，中暑，吐泻，痢疾，脘腹胀满。

【服法】每次15克，日1～2次。

14. 生茂午时茶（《全国医药产品大全》）

【原料】广藿香240克，青蒿300克，白芷180克，甘草120克，川芎、山楂、独活各180克，紫苏叶300克，茶叶末3600克，砂仁65克，大腹皮240克，厚朴180克，黄芩240克，枳壳120克，麦芽180克，陈皮240克，扁豆180克，虫屎茶570克，前胡240克，荷叶150克，石菖蒲180克，干姜、防风各90克，

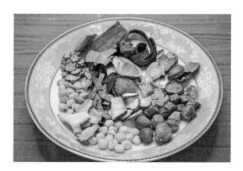

图 5-48　生茂午时茶部分原料

陈皮入膳调百味
——新会陈皮药膳集萃

羌活 180 克，香薷 150 克，葛根 240 克，法半夏 180 克，茯苓 240 克，苍术 105 克，桔梗 180 克，岗梅 300 克，柴胡 90 克。

【做法】将上药制成深棕色长方形茶块，每块重 11.3 克，密闭保存。

【功效】功能清热化湿。适用于感冒发热，腹痛呕吐，头痛头晕，湿热积滞。

【服法】每次 1 ～ 2 块，水煎，代茶饮。

15. 神曲茶（《全国医药产品大全》）

【原料】前胡、甘草、大黄、使君子、高良姜、百合、苍术、栀子、醋制莪术、薄荷、防风、羌活、姜黄、陈皮、山楂、蒲黄、柴胡、麦芽、厚朴、白扁豆、紫苏叶、苦杏仁、葛根、车前草、槟榔、泽兰、薏苡仁、独活、荆芥、木香、麻黄、益母草、青皮、乌药、桔梗、诃子、大

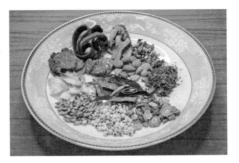

图 5-49　神曲茶部分原料

腹皮、香附、猪苓、醋制三棱、茯苓、广藿香、枳壳、草果、赤小豆、制半夏、花椒、山药各 180 克，草豆蔻 280 克，木通 180 克，黄芩 280 克，枳实 180 克，黄柏 280 克，泽泻 180 克，青蒿粗粉 3000 克，香薷 180 克，凤尾草粗粉 1500 克，石菖蒲 180 克，辣蓼粗粉 3750 克，木瓜 180 克，苍耳草粗粉 2250 克。

【做法】加工成黄褐色的长方形块状物，每块 30 克。

【功效】功能解表祛风，健胃消食。适用于感冒发热，食滞，呕吐，泄泻。

【服法】清水煎服，1 次 1 块，代茶频饮。

第五节　清热解毒类

1. 茵陈橘皮茶（《中国药膳大辞典》）

【原料】茵陈、陈皮各 10 克。

【做法】煎汤取汁，去渣。

【功效】功能理气健脾，清利湿热。适用于湿温留恋气分所致之发热不退，脘痞腹胀，恶心呕吐，便溏，小便混浊，或发白痦。

【服法】代茶频饮。

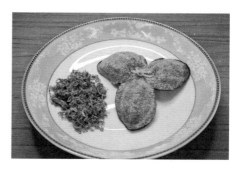

图 5-50　茵陈橘皮茶原料

2. 生地青葙子粥（《常见病食疗食补大全》）

【原料】生地黄 15 克，青葙子 9 克，陈皮 6 克，粳米 60 克。

【做法】前 3 味水煎，去渣后入粳米煮粥。

【功效】功能清肝明目。适用于目赤翳障。

【服法】每日 1 剂，连续服食 7 ～ 8 剂。

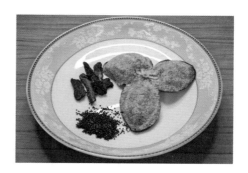

图 5-51　生地青葙子粥部分原料

3. 清肝膏（《常见病的饮食疗法》）

【原料】夏枯草 2000 克，茵陈、蒲公英各 2500 克，大枣、炒苍术各 500 克，陈皮 250 克，白糖 2000 克。

【做法】诸药加水 10 升共煎，去渣取汁，浓缩至 5 升，加白糖慢火收膏，冷却装瓶。

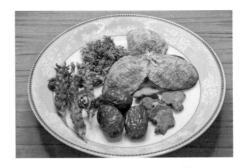

图 5-52　清肝膏部分原料

【功效】功能清湿热，退黄疸，健脾理气，解毒保肝。适用于急性肝炎和慢性肝炎活动期的心烦发热，脘闷腹胀，恶心呕吐，食欲不振，或面目俱黄，黄色鲜明。

【服法】每服 20 毫升，日 3～4 次。

第六节 祛风除湿类

1. 五加皮药酒（《简明中医辞典》）

【原料】玉竹、党参、姜黄、五加皮、陈皮、菊花、红花、怀牛膝、白术、当归、青凤藤、川芎、威灵仙、木瓜、海风藤、檀香、肉豆蔻、豆蔻仁、独活、制川乌、制草乌、砂仁、木香、丁香、肉桂、栀子、白酒、冰糖各适量。

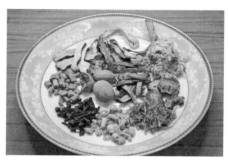

图5-53 五加皮药酒部分原料

【做法】上诸味，制成药酒。

【功效】功能祛风除湿，舒筋活络。适用于风湿痿痹，手足拘挛，四肢麻木，腰肢疼痛，阴囊湿冷等症。

【服法】每服25毫升，每日3次。

2. 冯了性风湿跌打药酒（《简明中医辞典》）

【原料】丁公藤、白术、泽泻、牡丹皮、补骨脂、川芎、小茴香、五灵脂、羌活、杏仁、没药、麻黄、蚕砂、枳壳、香附、菟丝子、乳香、白芷、当归、厚朴、木香、苍术、皂角、陈皮、黄精、桂枝、白酒。

【做法】上诸味，制成药酒。

【功效】功能祛风除湿，活血止痛。适用于风湿骨痛，手足麻木，腰腿疼痛，跌打损伤。

【服法】内服或外擦。

3. 国公酒（《新编中成药》）

【原料】白酒 160 升，红糖 960 克，蜂蜜 960 克，国公酒清膏 110 克，玉竹 90 克，陈皮 80 克，红曲 80 克，肉桂、丁香、砂仁、豆蔻、木香、檀香各 5 克。

【做法】酒浸诸药。

【功效】功能祛风除湿，养血活络。适用于四肢麻木，骨节疼痛，风寒湿痹。

【服法】每饮 10 ～ 15 毫升，每日 2 次。

【使用注意】孕妇忌服。

4. 追风药酒（《新编中成药》）

【原料】制川乌、制草乌、薄荷、炮姜、当归、陈皮、甘草各 3750 克，白糖 75 千克，50° 白酒 380 升。

【做法】酒浸诸药。

【功效】功能活血疏风，散寒健脾。适用于风寒湿痹引起的筋骨疼痛，四肢麻木，腰膝酸痛，风湿性关节痛。

【服法】每服 10 ～ 15 毫升，每日 2 次。

【使用注意】孕妇忌服。

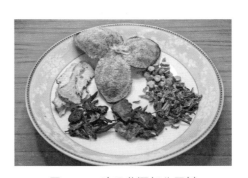

图 5-54　追风药酒部分原料

第七节　祛痰止咳类

1. 襄荷紫苏橘皮汤（《食疗本草学》）

【原料】襄荷 15 克，陈皮、紫苏各 10 克。

【做法】煎汤服。

【功效】功能祛痰止咳，平喘散寒。适用于外感风寒所引起的咳嗽气喘，微恶风寒。

【服法】温服，每日 2 次。

2. 杏仁陈皮羊肉汤（《中医食疗金方妙方实用大全》）

【原料】杏 仁 10 克， 陈 皮 10 克，羊肉 250 克，食盐、姜、葱、五香粉适量。

【做法】杏仁、陈皮和羊肉同时放入砂锅内，炖烂，加葱、姜、盐、五香粉适量，稍煮即可食用。

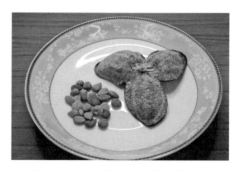

图 5-55　杏仁陈皮羊肉汤部分原料

【功效】功能健脾益肾，化痰止咳。适用于肺脾肾虚所致咳嗽、痰多的老年慢性支气管炎患者。

【服法】佐餐食。

3.橘杏丝瓜茶（北京卫生职工学院资料）

【原料】陈皮 10 克，杏仁 10 个，老丝瓜 1 段。

【做法】上药同煮，去渣，取汁。

【功效】功能燥湿化痰。适用于湿痰偏盛，上扰清窍而诱发之痫症，昏仆吐涎，抽搐不止者。

【服法】代茶饮。

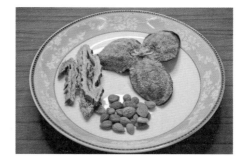

图 5-56　橘杏丝瓜茶原料

4.双果汤（《家庭饮食疗法》）

【原料】苹果 1 个，梨 1 个，白糖 50 克，陈皮少许。

【做法】苹果和梨分别去核，切成瓣块，与陈皮、白糖同置锅内，加清水适量，煮熟。

【功效】功能润肺止咳，利尿通便。适用于肺燥咳嗽，肠燥便秘及高血压。

【服法】随意食。

5.百莲酿藕（《中国药膳大全》）

【原料】百合 15 克，莲米 15 克，鲜藕 500 克，陈皮 15 克，薏苡仁 15 克，芡实 15 克，糯米 125 克，蜜樱桃 30 克，瓜片 15 克，白糖 500 克，猪网油 60 克。

【做法】鲜藕粗壮部分，削去一头，内外洗净，用竹筷透通孔眼，将

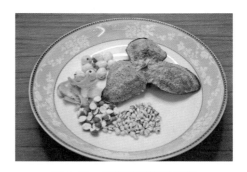

图 5-57　百莲酿藕部分原料

淘洗过的糯米，由孔装入抖紧，用刀背敲拍孔口，使之封闭不漏，放锅中煮熟，捞入清水中漂起，削去外面粗皮，切成 6 毫米厚的圆片。将去皮、心的莲米，同薏苡仁、百合、芡实装碗中，冲洗净，加清水适量，上笼蒸

熟烂。瓜片、陈皮切成丁,蜜樱桃对剖。猪网油修成一方形,铺于碗内,蜜樱桃随意摆成花纹图案,相继放入瓜片、陈皮丁和薏苡仁、百合、芡实、莲米等;藕片摆成图案,撒入白糖,上笼蒸至极烂,翻于圆盘内,揭去猪网油,将其余白糖收成糖汁挂上。

【功效】功能清热润肺,养心安神。适用于肺虚久咳,热病烦渴,水肿,遗精。

【服法】佐餐食。

6. 萝卜炖羊肉(《天府药膳》)

【原料】萝卜1000克,羊肉500克,陈皮10克,调味品适量。

【做法】前2味洗净,分别切成长方块。羊肉与陈皮入铝锅内,加水烧沸后,文火煮半小时,加入萝卜、葱段、姜末、料酒、盐,炖至萝卜熟透停火,加味精装碗。

【功效】功能消痰止咳,温中益气。适用于痰喘咳嗽,食欲不振,身体虚弱,虚寒腹痛。

【服法】佐餐食或单食。

7. 萝卜健运膏(《疾病的食疗与验方》)

【原料】萝卜1000克,半夏、茯苓、陈皮、白术各10克,白糖适量。

【做法】萝卜洗净,刮细丝,与4药同入锅中,加水煎煮半小时,滤出汤汁,另置小火煎熬至稠时入白糖,待成膏状时停火置冷。

【功效】功能理气化痰,健脾宽中。适用于中焦痰湿,脘痞痰多,食少。

【服法】每次1~2匙,日3次,沸水冲服。

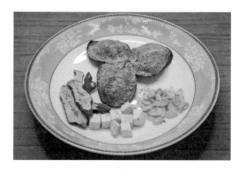

图5-58 萝卜健运膏部分原料

8. 梨膏糖（《中国药膳》）

【原料】百部50克，前胡、杏仁、川贝、制半夏、茯苓各30克，款冬花20克，生甘草10克，白糖500克，香橼粉10克，陈皮粉30克，鸭梨（或其他梨）1000克。

【做法】上诸味加水煎20分钟，滤出药汁，加水再煎20分钟取汁，

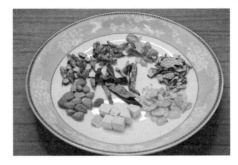

图 5-59　梨膏糖部分原料

如此反复取汁4次，合并药汁，放入锅内熬至稠厚时，加入白糖，继续熬至筷子挑起糖液呈丝状时，离火。把糖液倒入涂过植物油的搪瓷盘内，稍凉，划成小块，装盒。

【功效】功能清热润肺，止咳平喘，化痰。适用于肺热咳嗽，气喘，痰黄黏稠。

【服法】早晚各服3块。

9. 梨膏糖（《百病饮食自疗》）

【原料】川贝母60克，百部50克，杏仁、苇茎、冬瓜仁、薏苡仁各30克，黑木耳（或银耳）10克，雪梨1千克，冰糖300克，陈皮30克。

【做法】川贝母、陈皮分别烘干，研为极细末；黑木耳温水发透，去杂质洗净，雪梨洗净去皮切碎，与杏仁、百部、苇茎、冬瓜仁、薏苡仁、黑木耳同放入砂锅内，加水煎熬取汁3次，合并药汁，倒入铝锅内，烧沸后，转用文火浓缩，至药汁浓稠时，加冰糖令其溶化，直至黏稠时，入川贝母末、陈皮末，搅匀，继续用文火熬至汁液挑起成丝状时，离火。将药糖汁倒入涂有熟油的搪瓷盘内，稍冷，将其压平，划成小块。

【功效】功能清热解毒，排脓。适用于肺痈，身热面赤，烦渴，咳吐脓血，或如米粥，腥臭异常，胸中烦满而痛，甚则喘不能卧。

【服法】每食1块，日3次。

10. 寒凉咳嗽酒（《全国中药成药处方集》）

【原料】全苏 120 克，杏仁、瓜蒌、浙贝母、半夏各 30 克，陈皮 60 克，茯苓、干姜各 30 克，细辛、五味子各 15 克，枳壳、百部、白前、桔梗各 30 克，蔻仁 15 克，桑白皮、枇杷叶各 30 克，粉草 15 克，白酒 5 升。

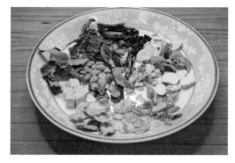

图 5-60　寒凉咳嗽酒部分原料

【做法】上药入酒内封泡 10 天。

【功效】功能温肺止咳。适用于寒凉咳嗽。

【服法】每次 30 ～ 60 克，日 1 次。

11. 山矾花茶（《中药大辞典》）

【原料】山矾花 10 克，陈皮 6 克，菊花 3 克。

【做法】水煎数沸。

【功效】功能润肺止咳。适用于咳嗽，胸闷。

【服法】代茶频饮。

12. 藕橘饮（《百病饮食自疗》）

【原料】陈皮 5 ～ 10 克，藕粉、白糖各适量。

【做法】将陈皮水煎取汁，调入藕粉和白糖，搅匀。

【功效】功能开郁润燥化痰。适用于痰气交阻而致之吞咽梗阻，胸膈痞满或疼痛。

【服法】每服 1 剂，日 2 次。连用数日。

13. 竹茹粥 (《常见病食疗食补大全》)

【原料】竹茹 9 克，地龙干 6 克，珍珠母 20 克，陈皮 9 克，薏米 30 克，红糖适量。

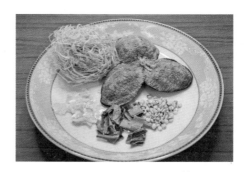

图 5-61　竹茹粥部分原料

【做法】前 4 味用布包，煎汤去渣，入薏米、红糖，煮粥。

【功效】功能清热化痰，平肝息风。适用于痰湿所致的美尼尔综合征。

【服法】每日 1 剂，连服食 4 ～ 5 剂。

14. 绿豆海带粥 (《中国药膳大辞典》)

【原料】绿豆 60 克，海带、大米各 30 克，陈皮 6 克，红糖 60 克。

【做法】海带泡软，洗净，切丝；锅内加水，入大米、绿豆、海带、陈皮，煮至绿豆开花为度，加红糖令溶调匀。

【功效】功能消痰散结。适用于瘿瘤，青春期甲亢，缺碘性甲状腺肿大。

【服法】随意服。

第八节 益气健脾类

1. 陈皮大鸭（《家庭药膳手册》）

【原料】鸭1只，陈皮（切成丝）6克，胡椒粉0.3克，酱油10克，料酒10克，奶汤1500克，鸡清汤250克。

【做法】将鸭洗净蒸熟，沥去原汁留用，把鸭复扣在小盆中（胸朝上）。把鸭原汤、奶汤、鸡清汤一起烧开，加入酱油、料酒、胡椒粉，搅匀，倒入小盆里，陈皮丝放在鸭的上面，上笼蒸（或隔水蒸）30分钟。

【功效】功能开胃补虚。适用于脾胃虚弱，食欲不振，也可作为手术前后的饮食调理。

【服法】佐餐食。

2. 陈皮扒鸭条（《滋补保健药膳食谱》）

【原料】不带骨白鸭肉200克，陈皮20克，植物油50克，酱油25克，葱段20克，姜片8克，蒜片、大料各3克，湿淀粉20克，清汤100克，味精、白糖、料酒适量。

【做法】陈皮水煎二次取汁，合并药液，浓缩至20毫升；鸭肉切条。炒勺内放植物油35克，烧热，下葱、姜、蒜、大料、倾入料酒烹后，放入清汤、酱油、白糖，煮沸片刻，除去调料，将鸭肉条面朝下逐个放入勺内，微火焖透，再移至旺火上，加入味精，将湿淀粉、陈皮药波徐徐淋入，加明油15克，将勺颠翻过来，盛盘。

【功效】功能健脾开胃、补虚。适用于脾胃虚弱，食欲不振，营养不良等症，也可作为手术前后的调理膳食。

【服法】佐餐食。

3. 陈皮鸽松（《家庭药膳手册》）

【原料】鸽肉 240 克，芹菜 500 克，荸荠 90 克，泡红辣椒、陈皮各 15 克，虾片 60 克，炒熟芝麻 6 克，鸡蛋清、湿淀粉、麻油、花生油、猪油、调料适量。

【做法】将鸽肉、芹菜、泡红辣椒、陈皮、葱、姜、蒜等洗净切成末；荸荠去皮拍碎；鸽肉用盐、鸡蛋清、湿淀粉调匀浆好，再放入麻油拌匀；虾片投入热花生油中，炸熟捞出，放入盘内；料酒、酱油、白糖、胡椒面、味精兑成汁。锅烧热，放入猪油，把鸽肉炒散，倒入漏勺。锅烧热，放入油、陈皮先炒一下，再把荸荠、葱、姜、蒜、辣椒入锅炒匀，然后放入鸽肉，随即把兑好的汁由锅周围倒入，同时用手勺推动。芹菜末入锅炒匀，淋入醋、麻油，起锅盛入盘内，撒上芝麻，把虾片围在周围。

【功效】功能理气健脾，补益精血。适用于肝肾不足，老年体弱，气短乏力等症；亦可作为脑外伤后遗症患者（有健忘、头痛等症状）的辅助治疗；健康人食用能增强记忆力，增进食欲，增强体质。

【服法】佐餐食。

4. 陈皮牛肉片（《果品的药用和美食制作》）

【原料】牛瘦肉（薄片）300 克，陈皮 20 克，白果 24 个，葱半棵，红辣椒 2 个，油菜 1～2 棵，酱油、料酒、淀粉、色拉油、蚝油、葱、姜、蒜适量。

【做法】牛肉片要切成 5 厘米大的薄片，加入酱油 45 克、料酒 30 克、色拉油 60 克调味。用少量温水泡陈皮，软后切碎。白果去壳取出果实，用起沫器搅拌煮开除去薄皮。将油菜一棵切成八瓣洗净，锅中加上 150 克色拉油，将牛肉沾上淀粉放入锅内翻炒，再加进碎葱、姜片、蒜及去籽切碎的红辣椒、陈皮，最后放入白果进行翻炒，下蚝油、酱油、料酒来调味后盛盘。用油炒好塌菜，饰放于盘的周围。

【功效】功能健脾胃，强气力，补虚损。

【服法】随意食。

5. 陈皮兔肉（《良药佳馐》）

【原料】净兔肉35克，陈皮0.5克，鲜汤10克，干海椒（或辣椒）1克，菜油15～20克，调料适量。

【做法】将兔肉洗净，切2厘米方丁入碗内，加盐、料酒、葱节、菜油、姜片拌匀；辣椒切碎；陈皮用温水浸泡10分钟，切成小方块；味精、白糖、酱油、鲜汤入碗内调成汁。炒锅内油烧至七成热时下辣椒，炸成棕黄色下肉炒散发白，再入陈皮、花椒、姜、葱，继续炒至肉干酥，加入调好的酱油汁、醋，搅匀，放红油，炒至汁收干呈棕红色，去葱、姜，装盘，再淋上香油。

【功效】功能补中益气，理气化痰。适用于消渴羸瘦，或食欲不振，咳嗽痰喘等症。可作为慢性支气管炎、糖尿病、动脉硬化、高血压患者的膳食，并可预防衰老。

【服法】佐餐服食。

6. 大枣陈皮竹叶汤（《家庭药膳手册》）

【原料】大枣5枚，陈皮5克，竹叶7克。

【做法】将三者水煎取汁。

【功效】功能健脾益气止涎。适用于小儿流涎症。

【服法】日1剂，分2次饮服，连用3～5剂。

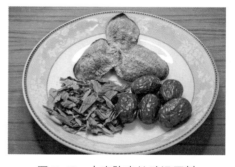

图5-62 大枣陈皮竹叶汤原料

7. 砂陈乳（《百病饮食自疗》）

【原料】砂仁、陈皮各3克，乳汁100毫升。

【做法】二药水煎3次，取汁50毫升，兑入乳汁中。

【功效】功能健脾燥湿，利胆退黄。适用于脾虚苔黄，婴儿出生后3～5天内，面部皮肤发黄，色淡晦暗，面色不华，不思乳食。

陈皮入膳调百味——新会陈皮药膳集萃

【服法】每服 20 ～ 30 毫升，每日 3 ～ 4 次。

8. 黄豆陈皮（《家庭药膳手册》）

【原料】黄豆 150 克，羊脚骨 25 克，陈皮 5 克。

【做法】3 味洗净以水同煮烂。

【功效】功能健脾益气，补肝肾。适用于脚气病。

【服法】吃豆喝汤，日 2 次。

9. 人参猪肚（《良药佳馐》）

【原料】人参、甜杏仁各 10 克，茯苓 15 克，大枣 12 克，陈皮 1 片，糯米 100 克，雄猪肚 1 具，花椒 7 粒，姜 1 块，独头蒜 4 个，葱 1 根，调料适量。

【做法】人参洗净，置旺火上煨 30 分钟，切片留汤；大枣酒喷去

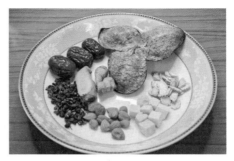

图 5-63　人参猪肚部分原料

核，茯苓洗净，杏仁用开水浸泡后再用冷水搓去皮晾干，陈皮洗净破两半，猪肚两面洗净，刮去白膜，用开水稍烫，姜、蒜拍破，葱切段，糯米淘净。把诸药与糯米、花椒、白胡椒同装纱布袋内，扎口，放猪肚内。把猪肚置一大盘内，加适量奶油、料酒、盐、姜、葱、蒜，上蒸屉用旺火蒸 2 小时，至猪肚烂熟时取出。待稍凉取出糯米药饭，再从中取出人参、杏仁、大枣，余亦取出不用，只剩糯米饭。将大枣放小碗内，猪肚切薄片放其上，人参再放猪肚上，把盘内原汤与人参汤倒入锅内，待沸，调入味精，饮汤吃猪肚、糯米饭。

【功效】功能补脾益肺，滋养补虚。适用于各种劳伤，贫血，胃病，中气不足，精神萎靡，水肿，肺结核，小儿营养不良，发育迟缓及大病后或手术后。

【服法】每周服 1 ～ 2 次，长期服食效佳。

【使用注意】急性发作期不宜用。

10. 万寿药酒（《中国药膳大辞典》）

【原料】大枣 1000 克，菖蒲、郁金各 30 克，全当归 60 克，五加皮、陈皮、茯神、牛膝、麦冬各 30 克，红花 15 克，烧酒 12 千克。

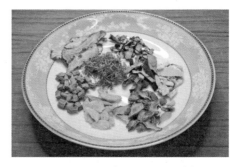

图 5-64　万寿药酒部分原料

【做法】将上药切碎，盛入绢袋，以酒浸泡，坛口密封，隔水加热半小时，取出放凉，埋土中数日出土后饮用。

【功效】功能益气养血。适用于心血不足，湿浊内阻，精神不振，神志不宁及肝肾不足，筋骨乏力。

【服法】口服，每次服 20 ～ 40 毫升或适量服，日服 2 次。

11. 山药扁豆糕（《中国药膳学》）

【原料】山药 200 克，鲜扁豆、陈皮各 50 克，大枣 500 克。

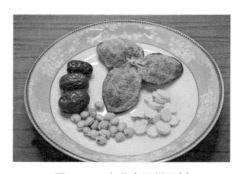

图 5-65　山药扁豆糕原料

【做法】山药洗净去皮，切成薄片；大枣肉、鲜扁豆切碎；陈皮切丝，同置盆内，加水调和，制成糕坯，上蒸笼用武火蒸 20 分钟。

【功效】功能健脾止泻。适用于脾气虚弱，大便溏薄或泄泻不止，面黄肌瘦，乏力倦息。

【服法】早餐温热服食。每次 50 克。

12. 白莲酿藕（《中国药膳学》）

【原料】鲜藕 500 克，陈皮、薏苡仁、百合、莲子、芡实、瓜片各 15 克，糯米 125 克，蜜樱桃 30 克，白砂糖 500 克，猪网油 60 克。

【做法】取鲜藕粗壮部位，去头，洗净内外，捅透孔眼，装入糯米，塞紧，入锅煮至熟烂，刮去外

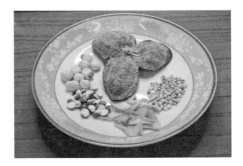

图 5-66　白莲酿藕部分原料

皮，切成约 0.7 厘米厚之圆片；莲子去皮、心，与薏苡仁、百合、芡实同置碗内，加水，上笼蒸熟；瓜片、陈皮切丁；蜜樱桃对剖；猪网油修成方形，放入碗内，将蜜樱桃在上随意摆成花纹图案，再相继放上瓜片、陈皮丁、薏苡仁、百合、芡实，并将藕片摆上，成风车形，撒上白砂糖，上笼蒸至熟烂，覆扣于圆盆内，揭去猪网油不用；将余下之白糖熬成糖汁，浇在糯米饭上。

【功效】功能补脾固肾，清热生津，散瘀止血。适用于脾虚食少，泄泻；肾虚遗精，带下；热证心烦，口渴；血热咯血，尿血。现亦用于病后体弱，及慢性肠炎，慢性肾炎，支气管扩张，尿道感染。

【服法】佐餐食。

13. 参术酒（《中国药膳大辞典》）

【原料】人参 20 克（或党参 30 克），炙甘草 30 克，白茯苓、炒白术各 40 克，生姜 20 克，大枣 30 克，黄酒 1 千克。

【做法】将上药共捣碎，用酒，浸于净瓶中，封口，3 日后，去渣待用。如痰湿较重，加半夏 30 克，陈

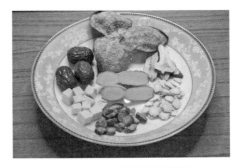

图 5-67　参术酒部分原料

皮 20 克；兼有呕吐痞闷，胃脘痛，再加木香 20 克，砂仁 25 克。

【功效】功能益气健脾。适用于脾胃气虚，气短无力，面黄形瘦，食少便溏。

【服法】每次空服温饮 1 ～ 2 盅，日 2 次。

14. 参杞羊头（《中国药膳》）

【原料】羊头 4000 克，荸荠 60 克，山药片 24 克，枸杞 10 克，党参片 18 克，陈皮 10 克，火腿肉 30 克，鸡蛋壳 3 个，麦草 60 克，艾叶 30 克，鲜汤 500 克。

【做法】羊头洗净，劈成 2 半，取出羊脑，洗净血水，加麦草、艾

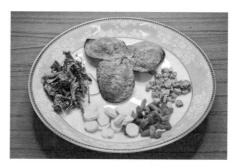

图 5-68　参杞羊头部分原料

叶、鸡蛋壳同煮熟，取出洗净，再放入清水中，加陈皮、火腿肉、荸荠，武火烧沸，去浮沫，转用文火炖至熟烂，取出去骨，切成条方块。荸荠、火腿肉切片放盆内，上放羊头肉，再放党参片、山药片、枸杞，加原汤、鲜汤，加盖，隔水蒸 1 小时取出，再加盐、味精调味。

【功效】功能补脾益肾。适用于虚劳羸瘦，目眩耳鸣，脾虚泄泻。

【服法】佐餐用。

15. 参芪砂锅鱼头（《滋补保健药膳食谱》）

【原料】鲜鳙鱼头（带一段鱼身）750 克，党参、黄芪各 10 克，陈皮 6 克，竹笋 25 克，水发香菇 25 克，熟火腿 25 克，海米少许，猪油 50 克，调料适量。

【做法】党参、黄芪、陈皮装纱布袋内，扎口。鳙鱼头去鳞、鳃，洗

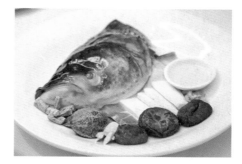

图 5-69　参芪砂锅鱼头部分原料

陈皮入膳调百味
——新会陈皮药膳集萃

净，劈开，放热油中煎至金黄色，加入各种调料、药袋及适量水，煮开后，转用文火炖 30 分钟。

【功效】功能健脾益气，利水消肿。适用于脾胃虚弱，食少乏力，气虚水肿及病后体虚。

【服法】佐餐用。

16. 荜芨烧黄鱼（《疾病的食疗与验方》）

【原料】鲜黄鱼 1 条，荜芨、砂仁、陈皮、胡椒各 10 克，调料适量。

【做法】将鱼洗净，诸药装入鱼腹，并入葱、盐、酱油各适量，待素油烧热时入锅煎熟，加水适量炖羹食用。

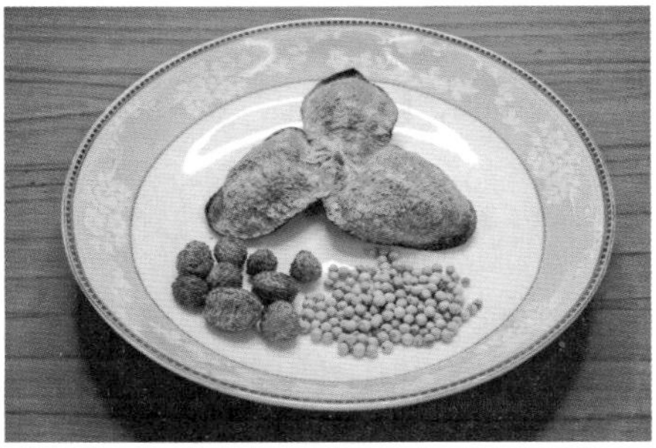

【功效】功能益气补中，行气开胃。可用于食道癌、胃癌之辅助治疗。

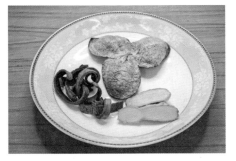

图 5-70　荜芨烧黄鱼部分原料

【服法】佐餐用。

17. 独蒜猪肚（《家庭药膳》）

【原料】猪肚 1 个，独蒜 100 克，厚朴 5 克，陈皮、生姜、葱各 10 克，肉汤 1 升，化猪油 150 克（实耗 70 克），调料各适量。

【做法】将猪肚洗净，入沸水锅中焯透捞出，刮去内膜，切条；姜切厚片，葱切长节，陈皮、厚朴洗净，蒜去皮；锅置火上，入猪油，七成热

图 5-71　独蒜猪肚部分原料

时，下大蒜炸 5 分钟捞出待用；锅内留底油 50 克，下姜、葱烩好后，下猪肚、肉汤、陈皮、厚朴、料酒、精盐、胡椒粉，烧开后去浮沫，文火烧至六成熟时，下大蒜，与猪肚同烧，肚六成熟时，下大蒜，与猪肚同烧，肚炮时，入味精，水豆粉勾芡，去厚朴，淋香油，装盘。

【功效】功能补虚损，健脾胃。适用于饮食积滞，水肿胀满，脾虚水泻。

【服法】佐餐或单食。

18. 健脾止泻粉（《中国药膳学》）

【原料】炒白术6克，陈皮4.5克，莲肉、炒薏苡仁各12克，糯米（炒香）、绿豆（炒香）、脆锅巴（炒黄）各600克。

【做法】莲肉蒸熟，干燥，与另6味共为细面。

【功效】功能补气运脾，消食止泻。适用于老年人脾虚泄泻。

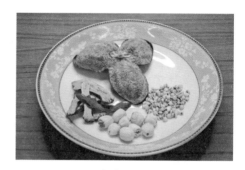

图5-72　健脾止泻粉部分原料

【服法】每次9～15克，加白糖，开水调匀温服，日3次。

19. 黄芪粥（《常见病食疗食补大全》）

【原料】生黄芪30克，粳米100克，陈皮末1克，红糖适量。

【做法】将生黄芪浓缩取汁，用粳米、红糖与之同煮，粥成后加陈皮末，稍煮。

【功效】功能补中益气。适用于慢性泄泻；感冒发热时不宜服用。

【服法】随量服食。

20. 黄芪补胃枣（《疾病的食疗与验方》）

【原料】蜜炙黄芪60克，陈皮10克，大枣1千克，猪油、白糖、黄酒适量。

【做法】大枣洗净，与陈皮、黄芪同入大瓷盆中，加白糖3匙、猪油1匙、黄酒2匙，拌匀，用旺火蒸3小时。

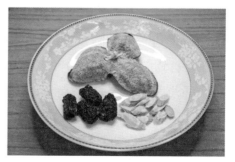

图5-73　黄芪补胃枣部分原料

【功效】功能补气益胃，健脾行滞，强心固表。适用于气虚倦怠无力，自汗。常食可增强胃的生理功能，有助于胃下垂患者恢复健康。

【服法】每天午、晚饭后吃大枣 5 只，喝汤半匙，3 个月为一个疗程。

21. 营养暖胃粉（《中国药膳大辞典》）

【原料】黄豆 500 克，糯米 1 千克，陈皮 30 克，生姜 10 克。

【做法】黄豆用淘米水浸泡 4 小时后（至泡胀），再用清水洗净，滤干；粗砂入铁锅中炒热，再倒入黄豆，翻炒至黄豆发出炸声后，豆皮呈老黄色，离火，乘热筛出黄豆，磨成粗粉；陈皮、生姜切成碎粒，烘干，拌入黄豆粉，一同磨成细粉；糯米洗净，滤干，炒至微黄色，出锅，磨成细粉，与黄豆粉和匀后再磨 1 次，使之极细，装瓶，盖紧，防潮。

【功效】功能补中益气，健脾暖胃，宽中下气。适用于慢性胃炎。

【服法】当点心吃。冬、春两季食之最宜。每次 2～3 匙，日 1～2 次。食用时将粉倒入锅内，加红糖或白糖调味，用水调稀，烧至起泡成糊状。3 个月为一个疗程。

22. 清汤鲂鱼（《中国药膳学》）

【原料】鲂鱼 500 克，陈皮、花椒各 3 克，生姜 3 片，胡椒 0.2 克。

【做法】鲂鱼去鳞及肠杂，洗净切块；后四味加水先煮数沸，下鱼块同煮，熟后食用。

【功效】功能补脾养胃，益气强身。适用于脾胃虚弱，胃纳不佳，体倦乏力，身体虚弱。

【服法】佐餐食。

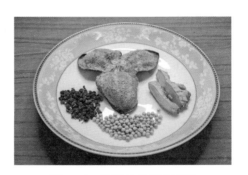

图 5-74　清汤鲂鱼部分原料

23. 清炖鲻鱼（《中国药膳学》）

【原料】鲻鱼500克，陈皮及调料适量。

【做法】鲻鱼去鳞及内杂，洗净，加生姜、花椒、胡椒、陈皮，煮熟食。

【功效】功能益脾开胃。适用于脾虚食少，倦怠泄泻。

【服法】佐餐食。

24. 紫蔻烧鱼（《吉林中草药》）

【原料】紫蔻5克，陈皮5克，大鲫鱼2条（约500克），调料各适量。

【做法】鲫鱼去鳞、鳃及内脏，洗净，沸水中略焯，捞出；紫蔻、陈皮切成碎粒，和匀，放入鱼腹中。猪油烧至6成熟，入姜片、葱花，略加清汤，放盐、酒、糖、胡椒粉，沸后，放入鱼。用中火煮约15分钟，将鱼捞起入盘中；将湿淀粉下于锅内，汁稠起锅，浇在鱼面上。

【功效】功能健脾，补虚，利湿。适用于脾虚食少，腹胀，便溏，食滞嗳腐，痞满，水湿肿胀。

【服法】佐餐食。

25. 鲫鱼大蒜散（《疾病的食疗与验方》）

【原料】大活鲫鱼1尾，大蒜1头，大枣10枚，党参12克，陈皮6克。

【做法】鱼洗净，蒜去皮切细，填入鱼腹内，纸包泥封全鱼，烧存性研末。每次3克，用大枣、党参、陈皮煎水冲服。

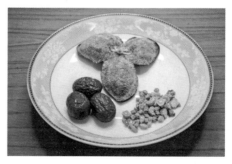

图5-75 鲫鱼大蒜散部分原料

【功效】功能益气健脾。适用于脾胃气虚，饮食不下，面色㿠白，形寒气短，口吐清水，面部浮肿。

【服法】每天1剂，常服。

26. 鲻鱼白术汤（《食疗本草学》）

【原料】鲻鱼 100 克，白术 15 克，陈皮 6 克，生姜 6 克。

【做法】先将鲻鱼去内脏洗净，加水煮汤取汁，再以此汁煎药取汁，可加少量食盐调味服用。

【功效】功能健脾开胃补虚。适用于脾胃虚弱，少食脘闷，腹泻便溏，消瘦乏力。

【服法】佐餐食。

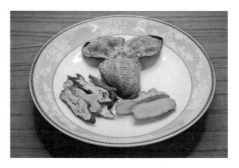

图 5-76　鲻鱼白术汤部分原料

第九节 气血双补类

1. 陈皮牛肉（《中国药膳学》）

【原料】牛肉 500 ～ 1000 克，陈皮、砂仁各 3 克，生姜 15 克，桂皮、胡椒各 3 克。

【做法】牛肉洗净，与诸药加水同煮，入葱、盐调味，至牛肉熟烂，取出切片食用。

【功效】功能补脾胃，益气血。适用于脾胃虚弱，不思饮食，身体瘦弱。

【服法】随意食。

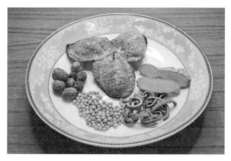

图 5-77 陈皮牛肉部分原料

2. 人参药酒（《新编中成药》）

【原料】制黄精 1250 克，黄芪 1000 克，人参 500 克，炒莱菔子 200 克，五味子 200 克，陈皮 750 克，炒白术 200 克，高良姜 500 克，肉桂 100 克，炒苍术 200 克，鹿角胶 85 克，丁香 65 克，淫羊藿 100 克，白糖 19 千克，红花 65 克，50° 白酒 250 升。

【做法】上药研粗末，装入布袋，浸于酒中，7 天后饮用。

【功效】功能补气养血，暖胃散

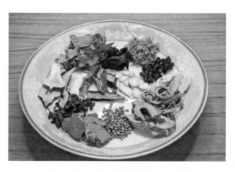

图 5-78 人参药酒部分原料

寒。适用于气血两亏，神疲乏力，胃寒作痛，食欲不振。

【服法】温服，每次 10 ～ 15 毫升，日 2 ～ 3 次。

3. 地骨爆两羊 (《中国药膳学》)

【原料】地骨皮 12 克，陈皮 10
克，神曲 10 克，嫩羊肉 250 克，羊
肝 250 克，豆粉等调味品。

【做法】地骨皮、陈皮、神曲煎
煮 40 分钟，去渣，加热浓缩成稠汁；
将羊肉、羊肝洗净，切成丝，加豆粉
拌匀；锅内油热至九成时，将羊肉、
羊肝放入，爆炒至熟，加药汁、葱、

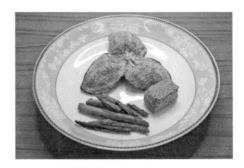

图 5-79　地骨爆两羊部分原料

姜、豆豉、盐、糖、黄酒，烧沸后，勾芡推匀。

【功效】功能补气养血。适用于气血不足，久病体虚，消瘦。

【服法】佐餐食。

4. 羊杂羹 (《家庭药膳手册》)

【原料】羊肚 1 具，羊肝、肾、心、肺各 50 ～ 100 克，胡椒、荜茇各
50 克，陈皮、高良姜各 10 克，草果 2 个，葱 5 茎。

【做法】先用文火将羊肚以外的原料共煮熟，再同放入羊肚内，缝合，
再煮至熟，调味，吃肉饮汤。

【功效】功能温补五脏，补肾益髓。适用于肾虚劳倦，骨髓伤败。

【服法】佐餐食。

5. 扶中糕 (《疾病的自疗与验方》)

【原料】面 粉 1000 克，白 术、
茯苓、山药、龙眼肉各 20 克，党参
10 克，陈皮 5 克。

【做法】将诸药粉碎细面，与面
粉拌匀，加白糖适量，用水和成面

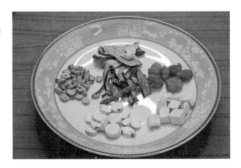

图 5-80　扶中糕部分原料

团，上笼蒸成糕，再将蒸好的糕入烤箱烤干。

【功效】功能健脾和胃，益气补虚。适用于贫血所致食少纳呆、脘腹胀满、少气懒言、四肢倦怠、消瘦、面色萎黄或苍白、大便溏稀等症。

【服法】长期服食。

6. 怀杞炖羊头（《养生食疗菜谱》）

【原料】羊头1只（约1300克），怀山药30克，枸杞25克，水发扁豆30克，龙眼肉25克，大枣15克，荸荠200克，陈皮9克，姜片25克，葱节15克，精盐10克，味精5克，胡椒2克，绍酒25克，菜油25克。

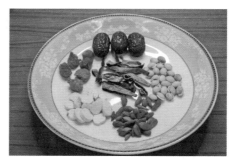

图5-81　怀杞炖羊头部分原料

【做法】将羊头燎去毛，入清水中刮洗净，头劈成两半，取出脑、舌、血筋后，入盆中加绍酒10克，入笼蒸熟。羊舌、羊头入开水中汆一下，捞起入清水中刮净耳腔，剥去舌衣洗净。荸荠切成两半待用。炒锅中火上烧热，下油，加姜、葱、羊头炒，烹入绍酒15克，加开水2500克，烧5分钟，倒入砂锅里，加大枣、陈皮、荸荠、扁豆加盖，用中火炖约30分钟，再下山药、枸杞、龙眼肉炖30分钟，拣出姜、葱、陈皮，将羊肉、舌切块。从锅内取出大枣、山药、枸杞、龙眼肉、扁豆、荸荠放入大碗内，羊肉块放上面。原羊肉汤汁烧开，加味精、胡椒面调好味，注入羊肉碗内。

【功效】功能补脾胃，强肝肾，养营血。适用于年老体弱，病后失养以及脾胃虚弱、精神不足所致的病证。

【服法】佐餐食。

7. 周公百岁酒（《中国医学大辞典》）

【原料】黄芪、茯神各60克，肉桂18克，当归、生地黄、熟地黄各36克，党参、白术、麦冬、茯苓各30克，五味子24克，陈皮、山萸肉、枸杞子、川芎、防风、龟板胶各30克，羌活24克，白酒10升。

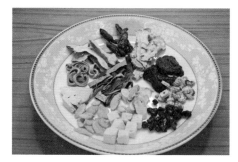

图5-82　周公百岁酒部分原料

【做法】将上药装入布袋（亦可加入冰糖1000克，大枣适量），浸于酒中，装坛封好，再用热水隔坛加热，煮沸2小时，然后将坛取出，静置7天后饮用。

【功效】功能补血生精，调气壮神。适用于气血衰减，亡血失精的四肢无力，面色无华，食少消瘦，须发早白，头眩。对气血虚弱，又感受风湿的肢体麻木、活动不遂的病证也有治疗作用。

【服法】每次温服15～30毫升。

【使用注意】孕妇忌服。

8. 治低血压蛋糕（《养生食疗菜谱》）

【原料】鸡蛋1000克，面粉700克，白糖900克，熟芝麻30克，黄芪9克，熟地黄9克，沙参9克，党参9克，白术8克，泽泻9克，玉竹9克，茯苓9克，当归6克，川芎6克，陈皮6克，甘草6克，谷芽6克，炒白芍6克，桂枝3克，太子参10克，芝麻适量。

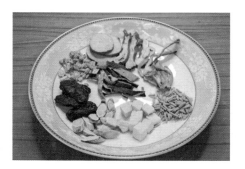

图5-83　治低血压蛋糕部分原料

【做法】将黄芪、沙参、白术、玉竹、当归、陈皮、熟地黄、党参、泽泻、茯苓、川芎、白芍、太子参、谷芽、桂枝、甘草去净灰渣，加工烘干制成粉末。将蛋打入缸内，加白糖用绞蛋机或竹扫帚顺着一个方向搅约35分钟，待呈现乳白色时筛入面粉、中药末搅匀。将木箱架放入蒸笼内，箱内垫上细草纸，倒蛋浆料擀平，用旺火烧开水，入笼蒸约 15 分钟，撒上芝麻。

【功效】功能气血双补，阴阳平调。适用于病后或先天不足，气血虚，精气耗损，真阴不足所致的低血压症。

【服法】随意食。

9. 参芪鸭条（《中国药膳》）

【原料】老鸭 1 只，陈皮 10 克，党参 15 克，黄芪 15 克，精猪肉 100 克，黄酒、调料适量。

【做法】鸭洗净，皮上抹一层酱油，炸至皮金黄色时，捞出，沥去油，用温水洗去油腻，放砂锅内（锅底垫上瓷碟）。猪肉切块，放沸水中

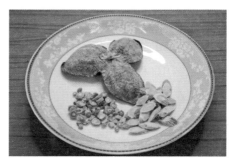

图 5-84　参芪鸭条部分原料

氽一下，捞出放砂锅内，放入鸭子，加黄酒、姜、葱、参、芪、陈皮、盐、味精、酱油及清水适量，武火煮沸后，转用文火炖煮至鸭熟烂，取出。滤出原汤，将鸭拆去大骨，切成手指条块，整齐的放入大碗内，倒入原汤，食肉饮汤。

【功效】功能益气养血。适用于气血两虚诸症。

【服法】佐餐食。

10. 党参鸭条（《天府药膳》）

【原料】党参 15 克，陈皮 10 克，猪瘦肉 100 克，老鸭 1 只，鸡汤 750 克，菜油 1000 克，调料适量。

【做法】将鸭宰杀后退净毛桩、去内脏、脚爪，洗净血水，沥干水分，鸭皮上用酱油拌匀，再下入八成热的油锅内炸至皮色金黄时捞出，稍冷，用温水洗去油腻，盛入砂锅内（锅底垫上瓦碟）。猪瘦肉切成块，入沸水中氽一下捞起，放入鸭腹内。砂锅置火上，加入二药及料酒、姜片、葱段、盐、味精，用文火焖至鸭子烂熟时，弃药物及调料，把鸭子捞起拆去大骨，

切成指条块状，放入大碗中摆好，倾入鸡汤。

【功效】功能补中益气，利水消肿。适用于脾胃虚弱，久病体弱，气衰血虚。

【服法】佐餐食。

11. 黄芪牛肉（《家庭药膳》）

【原料】牛肉 750 克，黄芪 20 克，陈皮 6 克，生姜 15 克，葱、酱油、糖各 10 克，精盐、胡椒粉各 2 克，料酒 30 克，豆瓣 40 克，味精 1 克，菜油 750 克（实耗 75 克），花椒适量。

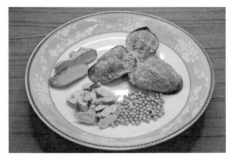

图 5-85　黄芪牛肉部分原料

【做法】将牛肉洗净，切成大一字条，沸水中汆透血水；生姜洗净、拍破，葱洗净切成长段，黄芪洗净切成厚片，陈皮洗净。锅置火上，加入菜油，烧至七成热时下牛肉条炸（约 3 分钟），捞起肉条，锅内留底油约 50 毫升，去余油，锅置火上，下生姜、葱、花椒、豆瓣煸出香味时，放酱油、精盐、胡椒粉、料酒、清水约 1500 毫升，黄芪、陈皮、牛肉条大火上烧沸，入味精调味，收汁后起锅装盘。

【功效】功能健脾益胃，补气养血。适用于脾虚水肿，消瘦乏力，泄泻，以及精血不足，筋骨酸软，贫血。

【服法】佐餐食。

12. 参归乌鸡汤（《百病饮食自疗》）

【原料】人参、陈皮各 10 克，当归、枸杞子各 30 克，乌骨鸡 1 只（约 500 克）。

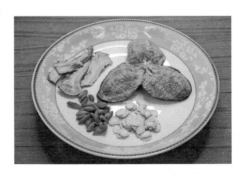

图 5-86　参归乌鸡汤部分原料

【做法】乌骨鸡去毛及内脏、头、足，洗净。诸药洗净，装纱布袋中，扎口，放鸡腹中。武火煮 2 小时，加调料，食鸡饮汤。

【功效】功能补气养血调经。适用于气血两虚，月经不调，心悸气短，头晕眼花。

【服法】佐餐食。

13. 清炖胎盘（《常见慢性病食物疗养法》）

【原料】新鲜胎盘1只，黄酒、精盐、陈皮、生姜少许。

【做法】胎盘初洗一遍，挑去血丝（即毛细血管），用冷水冲洗，再用淘米泔水揉洗，最后用冷水漂洗干净，滤干，切块，放入砂锅内，加冷水浸没，旺火烧开后，加黄酒3匙，精盐1匙，陈皮1只，生姜3片，改用小火慢炖1小时。

【功效】功能补气血，治虚损。适用于虚劳久咳，精神恍惚，全身羸瘦的慢性支气管炎患者。

【服法】上午空腹食1次，晚间睡前食1次，每次1小碗。

第十节　助阳保健类

1. 人参鹿尾汤（《中国药膳》）

【原料】鹿尾 1 条，人参、陈皮各 3 克，净鸡 1 只，精火腿肉、精猪肉、水发蘑菇各 50 克，鲜汤 100 克，黄酒 30 克，盐 6 克，白糖 3 克，葱 50 克，姜 20 克，二汤 30 克。

【做法】先将鹿尾在沸水锅内浸泡、褪毛、洗净。把盛植物油的锅烧至八成热，入葱，煸香，烹黄酒，把陈皮、鹿尾、二汤倒入锅内，烧沸约 10 分钟，捞出葱、姜不用，转用文火煨 10 分钟，捞出鹿尾，切成两片。将鸡剁去爪，剖成两片，放入沸水锅内焯熟捞出，剔去大骨。精猪肉、火腿各切成 2 份，把猪肉入沸水内略焯一下捞起。人参洗净上笼蒸软，切成薄片，蘑菇切细。最后将猪肉、火腿、蘑菇、鸡按 2 份排放在搪瓷盆内（鸡肉在中间），陈皮、人参、鹿尾各分 2 份放在鸡肉的两旁。鲜汤倒入锅内，加白糖，烧沸后倒入搪瓷盆内，加盖，并用湿绵纸粘密封，上笼蒸 1.5 小时，取出加盐。

【功效】功能补肺健脾，暖腰益肾。适用于气虚倦怠乏力，腰痛，阳痿。

【服法】宜冬春季早餐空腹服食。

2. 酒焖狗肉（《膳食保健》）

【原料】嫩狗肉 1000 克，青蒜 5 茎，红辣椒 2 个，陈皮 5 克，玫瑰酒 100 克，生姜、调料适量。

【做法】狗肉切块，入干锅煸炒至水分干，取出洗净。油烧热，投入拍碎的姜块、蒜段炒出香味，放入肉块爆炒，烹玫瑰酒，炒 5 分钟后，加水煮沸，再加陈皮、精盐、白糖，用文火焖煮 1 小时，加入辣椒丝，再焖煮 5 ～ 10 分钟，调入味精。

【功效】功能暖腰膝，强筋骨，补诸虚。适用于身体虚弱，腰膝冷痛，风湿痹痛。

【服法】佐餐食。

3. 狗肉汤（《中国药膳学》）

【原料】狗肉 1500 克，大料、小茴香、桂皮、陈皮、草果、生姜、盐适量。

【做法】狗肉洗净，切成小块，加入大料、小茴香、桂皮、陈皮、草果、生姜、盐等，加清水适量，同煮熟。饮汤食肉。

【功效】功能温补肺脾肾。适用于脾肾虚寒，脘腹胀满，腰膝冷痛，小便清长或频数，性功能低下，肺肾两虚，久咳虚喘。

【服法】佐餐食。

4. 地羊补阳汤（《食疗本草学》）

【原料】地羊肉（狗肉）500 克，红辣椒、生姜、陈皮、花椒、食盐适量。

【做法】地羊肉（狗肉）洗净切块，加入红辣椒、生姜、陈皮、花椒、食盐、水适量。文火炖熟，食肉饮汤。

【功效】功能温中和胃，补肾助阳。适用于脾肾阳虚，少食体倦，胃部发凉，四肢欠温，夜多小便。

【服法】佐餐食。

5. 附子地羊肉（《百病饮食自疗》）

【原料】地羊肉（狗肉)1000 克，制附片、熟地黄各 30 克，陈皮 10 克，生姜块、葱节各 30 克，调料适量。

【做法】制附片、熟地黄、陈皮、花椒粒装入纱布袋，扎口；姜洗净切片；地羊肉顺筋切 2 ～ 3 块，放入清水中捶打洗净血水，入沸水中焯 10 分

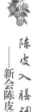

钟，捞入清水中洗净。砂锅置火上加入适量开水，用几节排骨垫底，放入地羊肉、姜、葱、药袋，烧沸后撇去浮沫，转用文火炖至肉烂，拣去姜、葱、药袋，捞出地羊肉切成条块，放回砂锅内，加入胡椒粉、味精、葱花。食肉饮汤。

【功效】功能温肾助阳，益气补血。适用于脾肾阳虚，气血不足，畏寒肢冷，脘腹胀满，下痢清谷，五更泄泻，腰膝酸软，遗精阳痿，多尿。

【服法】佐餐食。

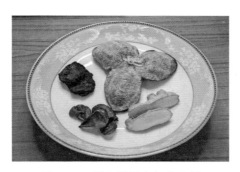

图 5-87　附子地羊肉部分原料

6. 猪肾陈皮馄饨（《家庭食疗手册》）

【原料】猪肾 1 对，陈皮、川椒、调料、面粉各适量。

【做法】猪肾对剖，去脂膜臊腺，洗净切碎；陈皮、川椒为末。诸味调和成馅，面粉和匀，作皮，包馄饨，煮熟服食。

【功效】功能益肾补虚，止痢。适用于肾虚腰痛，耳鸣耳聋。

【服法】空腹温服。

7. 灵芝炖鹿尾（《中国药膳大全》）

【原料】灵芝 5 克，鹿尾 1 只，鸡 1 只，火腿、猪瘦肉、水发蘑菇各 50 克，鸡汤 1000 克，绍酒 30 克，陈皮、白糖、葱、生姜、清汤、菜油、食盐适量。

【做法】鹿尾用沸水泡一下取出，洗净污秽，下沸水锅内煮 10 分钟捞出，除去毛桩，顺骨缝切成段；锅内菜油烧至八成热时，放入生姜、葱，烹入绍酒，加入鹿尾、陈皮、清汤、水，烧沸20分钟，捞出鹿尾、葱、姜。鸡洗净，剁去爪，剖成两半，下沸水锅氽熟捞出，剔去大骨，放入盆内；猪肉、火腿各切成3件，猪肉入沸水锅内氽一下捞起，洗净，与火腿、蘑菇同放鸡肉盆内；灵芝洗净，切片，上笼蒸熟，放鸡肉盆中，鹿尾放在鸡肉两旁；鸡汤倒入锅内，加白糖、食盐，烧沸，倒入盆内，加盖上笼蒸熟。

【功效】功能补肺益脾，健体强身。适用于倦怠乏力，阳痿不举，心悸失眠。

【服法】佐餐食。

8. 参茸酒（《新编中成药》）

【原料】人参60克，盐制补骨脂30克，鹿茸60克，佛手30克，淫羊藿360克，红花30克，薏苡仁360克，砂仁30克，萆薢360克，炒苍术30克，熟地黄360克，紫草30克，牛膝360克，乌药30克，陈皮360克，防风30克，玉竹360克，乌梢蛇30克，红曲60克，枸杞子30克，木瓜60克，羌活30克，续断60克，酒制川芎15克，五加皮30克，制草乌15克，肉桂30克，檀香15克，炒白芍30克，豆蔻15克，当归30克，制川乌15克，醋制青皮30克，丁香15克，白芷30克，盐制杜仲30克，木香30克。

【做法】上药浸入白酒107.5升，入白糖7.5千克。

【功效】功能滋补强壮，舒筋活血，健脾和胃。适用于身体衰弱，脾胃不振，精神萎靡。

【服法】每饮10～15毫升，日2次。

9. 强身药酒（《新编中成药》）

【原料】炒党参1000克，五加皮500克，首乌（制）750克，牛膝、地黄、桑寄生、熟地黄、酒制女贞子、鸡血藤、炒白术、木瓜各500克，醋制香附250克，丹参500克，陈皮250克，山药500克，姜制半夏250克，泽泻500克，桔梗250克，焦六神曲500克，大枣250克，焦山楂500克，

陈皮入膳调百味
——新会陈皮药膳集萃

红花 125 克，炒麦芽 500 克，白酒 8600 毫升。

【做法】诸药泡酒。

【功效】功能强身活血，健脾益胃。适用于身体衰弱，神倦力乏，脾胃不和，食欲不振。

【服法】每饮 15 ～ 25 毫升，日 2 次。

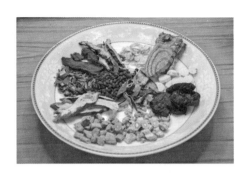

图 5-88　强身药酒部分原料

10. 延寿酒（《中国医学大辞典》）

【原料】土炒白术、青皮、生地黄、姜汁炒厚朴、姜汁炒杜仲、炒补骨脂、广陈皮、川椒各 30 克，青盐15 克，炒黑豆 60 克，巴戟肉、白茯苓、小茴香、肉苁蓉各 30 克，高粱米酒 1500 毫升。

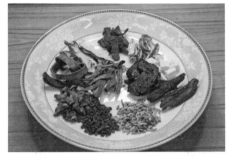

图 5-89　延寿酒部分原料

【做法】上药共碎为粗末，白布或绢袋盛，置于净器中，注酒封口浸之，春夏 7 日，秋冬 10 日即可取用。

【功效】功能补益脾肾。适用于脾肾两衰，男子阳痿，女子经水不调，赤白带下。

【服法】每早晚各空心温服 1 ～ 2 杯。

【使用注意】忌食牛、马肉，妇女受胎不可再服用。

第十一节 滋阴生津类

1. 丁香酸梅汤（《中国药膳》）

【原料】乌梅 500 克，山楂 20 克，陈皮 10 克，桂皮 1 克，丁香 5 克，白糖 500 克。

【做法】乌梅、山楂逐个拍破，与陈皮、桂皮、丁香同装纱布袋中，扎口，放锅内，加水 2500 克，武火烧沸，文火熬 30 分钟。去药袋，锅离火静置沉淀 15 分钟，滤出药汁，加白糖。

扫码观看视频

【功效】功能生津止渴，宁心除烦。适用于暑热烦渴，食欲不振，口燥舌干。为防暑清凉饮料，对肠炎、痢疾患者有益。

【服法】每日饮数次。

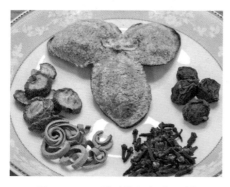

图 5-90 丁香酸梅汤部分原料

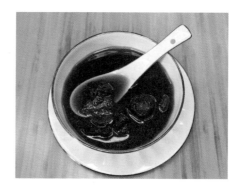

图 5-91 丁香酸梅汤成品

2. 红烧枸杞乌梢蛇蛤蚧熟地黄（《气功药饵疗法与救治偏差手术》）

【原料】枸杞子 30 克，鲜乌梢蛇肉 1 条，熟地黄 60 克，陈皮 9 克，山奈 3 克，鸡鸭火腿汤 4 大碗，黄酒 90 克，鲜笋 120 克，活蛤蚧 1 对，嫩荸根 1 尺，调料适量。

【做法】乌梢蛇去皮、内脏，洗净，切成 3 厘米长的段；蛤蚧去头、足、内脏，沸水中烫一下，刮去表皮；鲜笋切成骨排片；将猪油与植物油烧沸，下蛇、蛤蚧肉，炒至翻花时，速下黄酒，继下盐、酱油、枸杞子、胡椒、花椒、陈皮、熟地黄、大料、山柰、鲜笋片、苇根等略炒，即入鸡鸭火腿汤；汤沸，倒砂锅中，用文火红烧 3 小时许，至蛇、蛤蚧肉烂熟，食肉饮汤。

【功效】功能补阳益阴。适用于阴阳两虚所致诸症。

【服法】佐餐食。

3. 胡桃炖龟肉（《养生食疗菜谱》）

【原料】乌龟 1 只（约 500 克），核桃末 60 克，杜仲 12 克，续断 12 克，桑寄生 12 克，枸杞子 12 克，姜块 20 克，葱节 25 克，精盐 8 克，味精 1 克，陈皮 15 克，猪棒子骨 400 克，绍酒 20 克。

【做法】将乌龟放入开水烫一下，去头、爪甲，刮去粗皮，去除肚肠，再切成块。中药去净灰渣，切成薄片，装入双层纱布袋中封住口。姜、葱洗净。砂锅置旺火上，加清水，猪棒子骨垫锅底，龟板、龟肉同入烧开后，撇出血沫，加入姜、葱、药包、绍酒、陈皮，再移至小火上炖至软烂，取出药包、姜、葱、陈皮、骨头，再加入精盐、味精调味。

【功效】功能补肾益髓。适用于肾虚腰痛，耳鸣、头昏。

【服法】佐餐食。

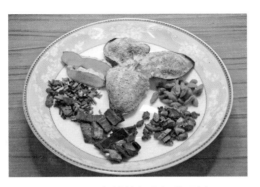

图 5-92　胡桃炖龟肉部分原料

4. 熟地黄粥（《常见病食疗食补大全》）

【原料】熟地黄片 30 克，南粳米 40 克，陈皮末少许。

【做法】将熟地黄片用纱布包，加水浸泡片刻，用文火先煮，数沸后，见药汁呈棕黄色，药香喷鼻，渐转为慢火。成微波形沸腾时，放入粳米、陈皮末烹煮，待米仁开花，药汁浸入米仁内形成粥糜，呈稀薄粥。

【功效】功能补血滋阴，益精填髓。适用于面色萎黄，眩晕心悸，骨蒸潮热，盗汗，遗精，腰膝酸疼，月经不调及消渴症。

【服法】每日空腹趁热服食 1 次，10 天为 1 疗程。

【使用注意】凡脾胃素虚，便溏及痰湿素盛者忌服。

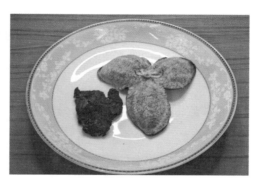

图 5-93　熟地黄粥部分原料

第十二节　利水渗湿类

1. 杏陈薏米粥 (《百病饮食自疗》)

【原料】杏仁 5 克，陈皮 6 克，薏苡仁 30 克，粳米 100 克。

【做法】前 2 味水煎取汁，入薏苡仁、粳米煮稀粥。

【功效】功能健脾和胃，化痰祛湿。适用于痰浊中阻所致眩晕，恶心呕吐，胸闷食少，倦困多寐。

【服法】温服。

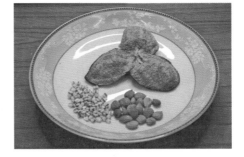

图 5-94　杏陈薏米粥部分原料

2. 鲤鱼陈皮煲 (《家庭药膳手册》)

【原料】鲤鱼 1 条，赤小豆 120 克，陈皮 6 克。

【做法】鲤鱼制净，与赤小豆、陈皮，共煲汤。

【功效】功能清热解毒，疏理肝气，利尿消肿。适用于黄疸型肝炎、肝硬化腹水、慢性胆囊炎和胰腺炎等。

【服法】佐餐食。

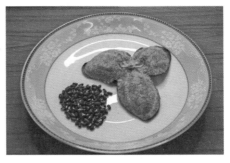

图 5-95　鲤鱼陈皮煲部分原料

3. 鲤鱼赤小豆（《家庭药膳手册》）

【原料】蒜头 100 克，鲤鱼 1 条，赤小豆 100 克，陈皮 5 克。

【做法】诸味洗净，加水共煮熟。

【功效】功能健脾胃，益气利水。适用于脚气病。

【服法】佐餐食，日 2 次。

4. 红萝卜马蹄粥（《常见病食疗食补大全》）

【原料】红萝卜、马蹄各 250 克，粳米 60 克，陈皮 9 克。

【做法】红萝卜、马蹄洗净，煮熟，入粳米和陈皮煮粥服。

【功效】功能健脾祛湿。适用于脾虚湿热所致的溃疡病。

【服法】每日 1 剂。

5. 薏米粥（《常见病食疗食补大全》）

【原料】薏米 30 克，白芷 9 克，茯苓 20 克，陈皮 9 克。

【做法】后 3 味煎汤去渣，入薏米煮粥。

【功效】功能利水渗湿，健脾止泻。适用于痰浊所致的头痛。

【服法】每日 1 剂，连食数天。

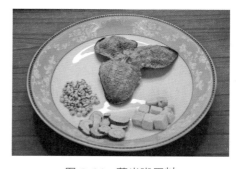

图 5-96　薏米粥原料

6. 二陈竹叶茶（《西安市中医验方汇编》）

【原料】陈皮、陈瓢各 10 克，鲜竹叶 20 片，白糖适量。

【做法】前 3 味煎煮数沸，加白糖。

【功效】功能利水消肿。适用于肥胖症、高血脂、肾炎脾虚湿盛水肿等。

【服法】代茶饮。

7. 竹叶陈皮茶（《中国药膳大辞典》）

【原料】鲜竹叶15～20片，陈皮5～6片（约15克）。

【做法】开水冲泡。

【功效】功能理气健脾，清热利尿。适用于慢性肾炎。

【服法】代茶饮。

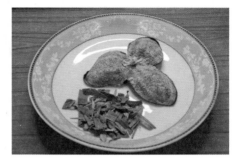

图5-97　竹叶陈皮茶原料

8. 饭豆陈皮（《家庭药膳手册》）

【原料】花生仁、饭豆各150克，陈皮5克，大枣10枚。

【做法】诸味洗净加水共煮熟。

【功效】功能健脾益气，利湿解毒。适用于脚气病。

【服法】温热食，日1～2次。

第十三节　其他类

1. 橘皮醒酒汤（《中国药膳大辞典》）

【原料】橘皮 50 克，橙皮 500 克，檀香 20 克，葛花 250 克，绿豆衣 250 克，人参 100 克，蔻仁 100 克，食盐 300 克。

【做法】上诸味共研细末，拌匀，装瓷瓶中备用。

【功效】功能解酒醒神。

【服法】酒醒时取 1 汤匙，白开水兑服。

2. 青竹茹陈皮茶（《中国药膳大辞典》）

【原料】青竹茹 9 克，陈皮 3 克。

【做法】上诸味水煎汤。

【功效】功能和胃止呕。适用于妊娠恶阻。

【服法】代茶饮。

3. 陈皮淡菜（《膳食保健》）

【原料】淡菜 150 克，陈皮 50 克，生姜、调料适量。

【做法】前 2 味洗净切丝；淡菜加酒、姜片浸发后，拌入陈皮、精盐、味精上屉蒸 1 ～ 2 小时。

【功效】功能滋阴潜阳。适用于中老年更年期血压增高，心烦易怒，头晕耳鸣。

【服法】佐餐食。

陈皮入膳调百味——新会陈皮药膳集萃

4. 天麻陈皮炖猪脑（《饮食疗法》）

【原料】天麻 10 克，陈皮 10 克，猪脑 1 个。

【做法】共置器内，加清水适量，隔水炖熟服食。

【功效】功能化痰降逆，平肝潜阳。适用于痰浊中阻，眩晕头重，头痛昏蒙，时呕吐涎，脘闷食少，困倦多寐，或肝阳上亢，眩晕耳鸣，头胀且痛，急躁易怒，少寐多梦。

【服法】佐餐食。

图 5-98　天麻陈皮炖猪脑部分原料

5. 肝肺陈皮汤（《疾病的食疗与验方》）

【原料】猪肝、猪肺各 1 具，陈皮 125 克，食盐适量。

【做法】诸味洗净，水煮熟，吃肉喝汤。

【功效】功能养血息风。适用于美尼尔综合征眩晕呕吐，耳鸣耳聋，面色萎黄，心悸怔忡，疲倦乏力，失眠健忘，食少乏味。

【服法】佐餐食，连服 7 天。

6. 四仁橘皮粥（《百病饮食自疗》）

【原料】甜杏仁、松子仁、麻仁各 10 克，柏子仁 6 克，蜜炙陈皮 3 克，粳米 100 克，白糖适量。

【做法】4 仁与陈皮共煎，去渣取汁，再入粳米，煮稀粥，调入白糖。

扫码观看视频

【功效】功能止咳化痰，润肠通便。适用于肺燥肠闭，咳嗽不爽而多痰，脘腹胀满，大便秘结等症。

【服法】每日分 2 次食。

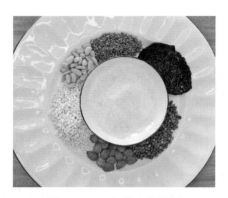

图 5-99　四仁橘皮粥原料

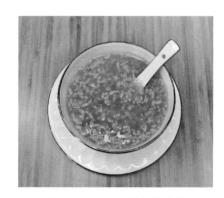

图 5-100　四仁橘皮粥成品

7. 木耳当归汤 (《食用菌饮食疗法》)

【原料】黑木耳10克，当归、白芍、黄芪、甘草、陈皮、桂圆肉各3～4克。

【做法】将上述各料洗净后，加水蒸熟。饮汤食木耳、桂圆肉。

【功效】功能补血和血，消癥化结。适用于子宫颈癌、阴道癌。

【服法】佐餐食。

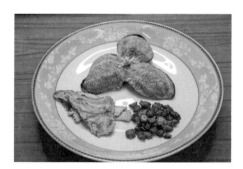

图 5-101　木耳当归汤部分原料

8. 活血药酒 (《新编中成药》)

【原料】当归600克，老鹳草500克，续断500克，川芎300克，地龙300克，赤芍200克，牛膝300克，炒苍术250克，红花250克，陈皮250克，桂枝250克，烫狗脊250克，独活200克，羌活200克，乌梢蛇200克，海风藤200克，松节200克，制川乌150克，甘草150克，烫骨碎补150克，制附子150克，荆芥150克，炒桃仁150克，麻黄150克，木香100克，制马钱子100克，炒杜仲100克，白糖5千克，50°白酒10升。

【做法】诸药浸酒中 7 日。

【功效】功能活血止痛，祛风散寒。适用于腰膝疼痛，肢体麻木，风寒湿痹；孕妇忌服。

【服法】每次饮 10 ～ 15 毫升。每日 2 ～ 3 次，温服。

9. 胃溃疡茶（《浙江中草药制剂技术》）

【原料】檵木 30 克，海螵蛸 8 克，延胡索、紫珠草、甘草各 3 克，乌药 5 克，陈皮 4 克，白芍 2 克。

【做法】檵木、海螵蛸水煎 1 小时，加延胡索、白芍、甘草、乌药、紫珠草再煎 1.5 小时，放出头汁；药渣加水再煎 1.5 小时，放出二汁；2 汁合并浓缩成稠膏状，拌入陈皮细粉，制颗粒，干燥，过 12 目筛，用聚乙稀薄膜袋分装，分 20 包。

【功效】功能收敛止血，清热解毒。适用于胃、十二指肠溃疡。

【服法】每次 1 包，每日 1 次，白开水浸泡，代茶饮。

第六章

新会本地特色的陈皮药膳配方

⠿扫码查看

☑ 陈皮药膳制法
☑ 中医药膳课程
☑ 食药互补方法
☑ 中医理论基础

第一节 温里散寒类

1.广东三宝鸡（陈皮文化节获奖菜式）

【原料】鸡 1500 克，新会陈皮 10 克，老姜 30 克，禾秆草 100 克，调料适量。

【做法】将鸡宰杀处理干净备用，取新会陈皮、禾秆草用清水浸软洗净。用调味料涂匀鸡内外，并将陈皮、老姜、禾秆草塞进鸡腹内，淋上花生油。将处理好的鸡放入蒸锅内，蒸约 40 分钟后取出，淋上鸡汁即成。

【功效】功能温中散寒，化痰止咳。适用于外感风寒，寒饮伏肺喘咳，脾胃寒证。

【服法】佐餐食。

【使用注意】凡实热证、阴虚火旺者忌服。

2.陈皮煲猪蹄

【原料】猪蹄 1500 克，新会陈皮 12 克，八角茴香 10 克，肉桂 10 克，草果 8 克，生姜 10 克，调料适量。

【做法】将新会陈皮用清水浸软去白瓤。用生抽把猪蹄表面涂均匀，用 180℃热油炸至金黄色。将瓦煲烧热，倒入花生油，加入姜爆香，倒入清水，加新会陈皮、八角茴香、肉桂、草果。把炸好的猪蹄放入煲里大火烧开，转小火煲 90 分钟，捞起装碟，陈皮捞出备用。将煲里的汤汁用汤袋隔渣，倒入锅里勾芡，猪蹄浇上芡汁，放上陈皮即成。

【功效】功能温中散寒，补气养血，通乳。适用于寒湿中阻证，妇人乳少，肾阳虚证，寒凝血滞的痛经、经闭。

【服法】佐餐食。

【使用注意】凡实热证、阴虚火旺、津血亏虚者忌用。

3. 陈皮脆鱼柳（陈皮文化节获奖菜式）

【原料】脆肉鲩鱼 500 克，新会陈皮 20 克，鸡蛋 55 克，脆浆糊（由面粉 250 克、生粉 5 克、食用油 80 克、泡打粉 20 克、盐 6 克、清水 300 克制成），调料适量。

【做法】将新会陈皮用清水浸软去白瓤剁成茸备用。将脆肉鲩鱼切成长 5 厘米、宽 1.5 厘米、厚 1 厘米的鱼柳，吸干表面多余水分，加入鸡蛋黄、姜蓉、陈皮茸，调味后拌匀腌制 10 分钟。热锅烧油至 150℃，把腌制好的鱼柳挂上脆浆糊，下锅炸至金黄酥脆，捞起沥去油分装盘即成。

【功效】功能暖胃和中，平肝，祛风。适用于胃寒腹痛、肝风头痛、风湿痹痛、疟疾等。

【服法】佐餐食。

第二节 理气止痛类

香附陈皮炒肉

【原料】猪腿肉 250 克，香附子 15 克，陈皮 20 克，生姜 10 克，调料适量。

【做法】将陈皮浸软去白瓤切丝，香附子洗净备用。猪腿肉肥瘦分开切片，将肥肉炸出油脂变成油渣后放入姜蒜爆香，放入瘦肉、陈皮、香附子及调料，翻炒均匀即可。

【功效】功能疏肝理气，消胀调经。适用于肝胃不和，气郁不舒，月经不调者。

【服法】佐餐食。

【使用注意】凡气虚无滞、阴虚血热者忌服。

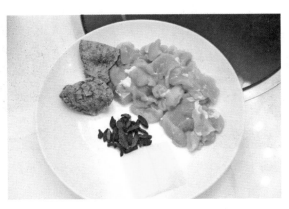

图 6-1 香附陈皮炒肉部分原料

第三节　开胃消食类

1. 陈皮降脂茶

【原料】新会陈皮15克，山楂9克，甘草3克，丹参6克。

【做法】将新会陈皮、山楂、甘草、丹参冷水浸泡15分钟后，大火烧开，小火再煮20分钟，过滤即得。

扫码观看视频

【功效】功能理气健脾，消食化积，清热除烦。适用于肉食积滞、高血脂、脂肪肝。

【服法】代茶饮。

【使用注意】孕妇忌服，腹泻或消化性溃疡者不宜。

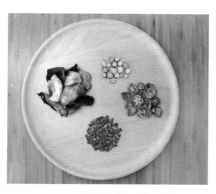

图 6-2　陈皮降脂茶原料

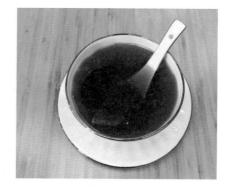

图 6-3　陈皮降脂茶成品

2. 陈皮山楂麦芽茶

【原料】新会陈皮20克，山楂25克，炒麦芽15克，冰糖适量。

【做法】将新会陈皮、山楂、炒麦芽洗净，用冷水浸泡15分钟，再放

陈皮入膳调百味
——新会陈皮药膳集萃

入锅中，大火煮沸，小火煮 15 分钟，加入冰糖即可。

【功效】功能消食化积，健脾和胃。适用于消化不良，食欲不振，高血脂，脂肪肝。

【服法】随意食。

3. 内金陈皮砂锅粥

【原料】瘦肉 10 克，新会陈皮 5 克，鸡内金 3 克，砂仁 3 克，大米 30 克，生姜丝 2 克，调料适量。

【做法】将新会陈皮、鸡内金、砂仁共研为细末。大米淘净，加清水适量放入砂锅内熬制，待粥将熟时加入瘦肉和姜丝，调入药末和调料，煮至熟透即可。

【功效】功能健脾消积。适用于饮食积滞，小儿疳积。

【服法】空腹食。

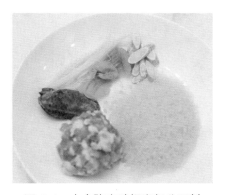

图 6-4　内金陈皮砂锅粥部分原料

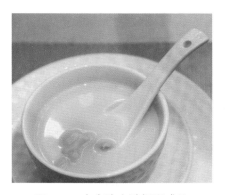

图 6-5　内金陈皮砂锅粥成品

4. 陈皮砂仁瘦肉饼

【原料】瘦肉 200 克，陈皮 3 克、砂仁 3 克，调料适量。

【做法】瘦肉 200 克，陈皮 3 克先浸软去囊，砂仁洗净拍松。砂仁先放到碟子里，瘦肉、陈皮一起剁碎成饼，加少许生粉、油、盐、酱油，放在砂仁上面，隔水

扫码观看视频

蒸 7 ～ 10 分钟即可。

【功效】功能健脾止泻，化湿开胃，理气安胎。适用于湿阻中焦，脾胃气滞，虚寒呕吐，妊娠气滞恶阻及胎动不安。

【服法】佐餐时，肉饼、汤汁拌饭或粉面食。

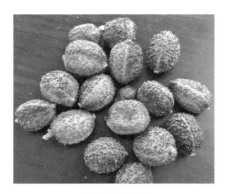

图 6-6　砂仁

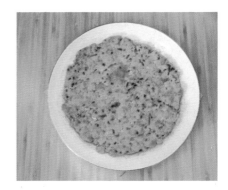

图 6-7　陈皮砂仁瘦肉饼

5. 陈皮金丝球（陈皮文化节获奖菜式）

【原料】鲮鱼肉 300 克，新会陈皮 25 克，土豆 500 克，新鲜新会柑 10 只，葱白末 3 克，芫荽粒 3 克，调料适量。

【做法】将新会陈皮用清水浸软去白瓤切成茸备用，新鲜新会柑去果肉成果盏备用。将鲮鱼肉剁成鱼蓉，放进盆里，先加入精盐搅拌均匀，然后加入剩余调味料拌匀，再加入陈皮茸打成鱼胶，放到冰箱冷藏 20 分钟。把土豆去皮切成幼丝，均匀粘在鲮鱼球表面，鱼球每粒约 30 克重。热锅烧油至 120℃，将沾上土豆丝的鱼球下锅炸至金黄熟透捞起沥去油分。将炸好的鱼球放入鲜柑果盏内，摆放装盘即成。

【功效】功能健脾开胃，益气养血，利水。适用于脾胃虚弱，食少乏力，膀胱结热，黄疸，水鼓。

【服法】佐餐食。

第四节　清热解毒类

1.陈皮菊花茄子煲

【原料】茄子 600 克，新会陈皮 10 克，菊花 10 克，肉末 125 克，葱花 10 克，蒜 10 克，生姜 8 克，红尖椒、调料适量。

【做法】将新会陈皮和菊花，用冷水浸泡 15 分钟，煮沸过滤陈皮、菊花，留下汤液备用。茄子切条洗净，油炸软取出，沥干油液，装入砂锅内。将肉末、生姜、蒜、红尖椒爆香后调成肉酱，淋入砂锅内，加调料适量，及小半碗陈皮菊花汤，煲 2 分钟左右，撒入葱花，关火即可。

【功效】功能清热解毒，消肿止痛，平抑肝阳。适用于肝火旺盛，肝阳上亢，头痛眩晕，高血压，肠风下血，热毒疮痈，皮肤溃疡等症。

【服法】佐餐食。

【使用注意】本品性寒，凡脾胃虚寒、慢性腹泻、消化不良者及孕妇不宜多食。

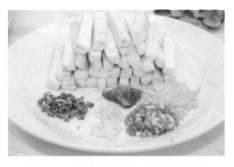

图 6-8　陈皮菊花茄子煲部分原料

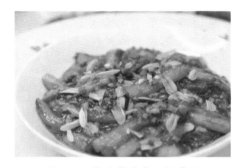

图 6-9　陈皮菊花茄子煲成品

2. 蛇舌草老陈皮螺头汤

【原料】螺头 250 克，猪肉 250 克，新会陈皮 10 克，白花蛇舌草 100 克，生姜 10 克，葱、调料适量。

扫码观看视频

【做法】将白花蛇舌草和新会陈皮洗净，冷水浸泡 30 分钟。猪肉切块，烧水放入螺头和猪肉，加姜片 5 克，葱段 10 克焯水，然后用冷水洗净，连同白花蛇舌草、陈皮及浸泡的水放入炖盅内，加入调味料调匀，封上砂纸，入蒸锅炖 2 小时后，取去砂纸，撇去汤面上的浮油即成。

【功效】功能清热利尿，补肾健脾。适用于热病伤津，疮疡肿毒，咽喉肿痛，毒蛇咬伤，肠痈腹痛水肿，淋浊，消渴，瘰疬。

【服法】佐餐食。

【使用注意】本品性多寒凉，易伤脾胃，故脾胃气虚、食少便溏者慎用，阴盛格阳或真寒假热证忌用。

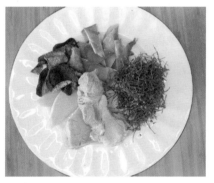

图 6-10　蛇舌草老陈皮螺头汤部分原料

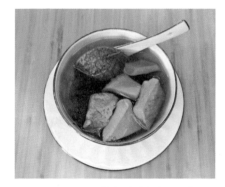

图 6-11　蛇舌草老陈皮螺头汤成品

3. 鸡骨草瘦肉汤

【原料】瘦肉 300 克，鸡骨草 100 克，蜜枣 4 个，陈皮 5 克，盐适量。

扫码观看视频

【做法】将瘦肉放入开水中焯 2 分钟，去掉血水，取出切块备用。将鸡骨草、蜜枣洗净；陈皮用清水泡软刮去囊。煲内加入适量清水，把所有材料放进去，用猛火煲开 30 分钟改文火煲 20 分钟，加盐调味即可。

【功效】功能疏肝散瘀，清热解毒。适用于口干、肝区不适、胁肋不舒、胃脘胀痛、乳痈肿痛。

【服法】佐餐食。

【使用注意】鸡骨草的种子有毒，用时必须把豆荚全部摘除干净。

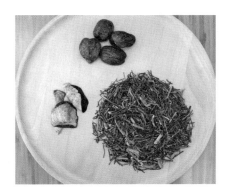

图 6-12　鸡骨草瘦肉汤部分原料

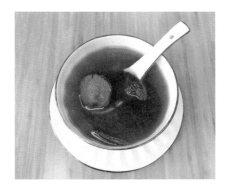

图 6-13　鸡骨草瘦肉汤成品

4. 陈皮酒香蛏肉

【原料】蛏子 500 克，新会陈皮 10 克，姜丝 10 克，黄酒、调料适量。

【做法】将新会陈皮洗净，用冷水浸泡 30 分钟，取出去白瓤切成丝。蛏子洗干净，用热水烫熟剥开。烧热锅爆香姜丝，加入浸泡水，放入陈皮丝，放入蛏子煮两分钟。最后淋入黄酒起锅，装碟即成。

【功效】功能补虚，清热，除烦。适用于产后虚损，烦热口渴，湿热水肿，热痢。

【服法】佐餐食。

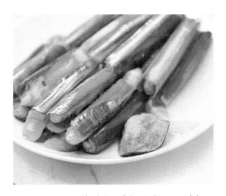

图 6-14　陈皮酒香蛏肉部分原料

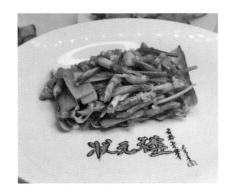

图 6-15　陈皮酒香蛏肉成品

5. 陈皮蔗茅冰粉

【原料】冰粉 30 克，新会陈皮 5 克，白茅根 10 克，甘蔗 1 根，九制新会陈皮粉 10 克。

【做法】将新会陈皮、白茅根浸泡 30 分钟后，煮取药液 30 克过滤药渣备用，取甘蔗榨汁备用。将 200 克清水烧开待凉至 90℃，加入冰粉 30 克均匀搅拌 3 分钟后装入碗里，晾凉后放入冰箱里冷藏定型。冰粉定型后拿出，改刀成小方块状，装入碗中。将熬制好的药液和甘蔗汁淋在冰粉上，再将九制新会陈皮粉撒在冰粉表面即成。

【功效】功能清热生津，利尿，理气和中。适用于热病津伤，心烦口渴，食滞不化，反胃呕吐，肺燥咳嗽，大便燥结，小便不利及湿热黄疸。

【服法】随意食。

【使用注意】凡脾胃虚寒者忌服。

6. 陈皮绿豆沙糖水

【原料】新会陈皮 15 克，绿豆 200 克，海带 50 克，生姜 25 克，红糖适量。

【做法】将新会陈皮浸软去白瓤备用，绿豆洗净浸泡一个小时备用，海带浸泡后擦洗干净，切成丝备用，生姜用刀拍扁备用。将绿豆、海带、新会陈皮放入瓦煲中，加入清水，大火煲至绿豆爆开后把绿豆壳捞起，再用慢火煲至绿豆全部开花出沙，期间要不断地用勺子搅动，以免粘锅底。煮至绿豆爆开绵滑后，加入红糖煮融，搅拌均匀，装入汤盆即成。

【功效】功能清热解毒，消暑，软坚化痰，利水。主治暑热烦渴、水肿、泻痢、丹毒、痈肿、药毒、瘿瘤结节、癥瘕、水肿、脚气等症。

【服法】随意食。

7. 干果西芹炒陈皮肉滑（陈皮文化节获奖菜式）

【原料】鲮鱼肉 150 克，新会陈皮 25 克，西芹 200 克，炸芝麻糖腰果 50 克，红圆椒 10 克，黄圆椒 10 克，蒜蓉 5 克，调料适量。

陈皮入膳调百味——新会陈皮药膳集萃

【做法】把新会陈皮用清水浸软去白瓤切成碎备用。将鲮鱼肉剁成鱼蓉，放进盆里，加入清水搅拌均匀，然后调味拌匀，再加入陈皮碎打成鱼胶，放到冰箱冷藏20分钟。把西芹，红、黄圆椒都切丁。热锅烧水，把鱼胶挤成约10克重橄榄形的鱼丸子，下锅浸熟透捞起。然后把西芹，红、黄圆椒焯水备用。热锅下油烧至120℃，将鱼丸泡油倒出，原锅放入蒜蓉略爆，倒入西芹、红黄圆椒调味拌炒，再放入鱼丸炒匀，勾芡，翻炒均匀上碟，再放上炸芝麻糖腰果即成。

【功效】功能清热消肿，利水渗湿。主治暴热烦渴、水肿、黄疸、淋病、白带、乳糜尿、尿血、高血压病、肠胃病、慢性痢疾等。

【服法】佐餐食。

8. 陈皮酱焖响螺（陈皮文化节获奖菜式）

【原料】鲜响螺10只，新会陈皮10克，红尖椒粒5克，凉瓜200克，姜粒3克，葱花10克，调料适量。

【做法】把新会陈皮用清水浸软去白瓤剁成陈皮茸备用，凉瓜切圈去瓤，焯水备用。将响螺进行初加工清洗干净，然后焯水将螺肉取出，洗净。把调味料放入碗中拌匀调成味汁。热油锅，放入姜粒、螺肉略爆，放入陈皮酱，烹入调好的味汁，放入清水、陈皮茸加盖，焖5分钟收汁。将螺肉重新酿入响螺壳内，淋上酱汁，撒上葱花，把焯熟的凉瓜圈放在碟底，摆上响螺造型即成。

【功效】功能清暑解热，燥湿利水，理气健脾，明目。适用于热病烦渴引饮、中暑、痢疾、火眼疼痛、丹毒、恶疮、脾胃气滞、水肿、黄疸、淋浊、消渴、瘰疬等症。

【服法】佐餐食。

9. 水蟹焖老鹅公

【原料】水蟹2只，老鹅公半只，新会陈皮15克，花椒20克，八角20克，草果20克，姜20克，葱、蒜等调料适量。

【做法】将老鹅公斩块，下锅焙干水分备用，油爆香葱、蒜及姜片后，将老鹅公一同放入锅中爆炒，加水后，再放入陈皮、花椒、八角、草果等调料，以文火焖2～3小时后，放入水蟹一起焖熟即可。

【功效】功能益气，清热，解毒。适用于消渴、脏腑内热、心胸烦热、筋骨折伤、产后恶露不行等症。

【服法】佐餐食。

【使用注意】各种出血症忌食，忌与柿、荆芥同食。孕妇忌用。

陈皮入膳调百味
——新会陈皮药膳集萃

第五节　祛风除湿类

舒肩通络汤

【原料】猪脊骨 500 克，新会陈皮 10 克，粉葛 30 克，桂枝 10 克，白芍 15 克，鸡血藤 15 克，生姜 15 克，大枣 15 克，炙甘草 5 克。

扫码观看视频

【做法】将新会陈皮、粉葛、桂枝、白芍、鸡血藤、炙甘草洗净，冷水浸泡 30 分钟。猪脊骨焯水洗净，连同新会陈皮、粉葛、桂枝、白芍、鸡血藤、炙甘草及浸泡的水放入砂锅内，加入生姜和大枣，大火烧开，小火慢炖 1 小时后，撇去汤面上的浮油，调入调味料即成。

【功效】功能解肌祛风，舒筋通络，和胃安中。适用于风湿痹痛、颈项强痛等症。

【服法】佐餐食。

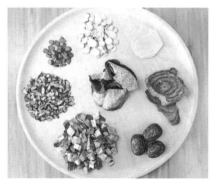
图 6-16　舒肩通络汤部分原料

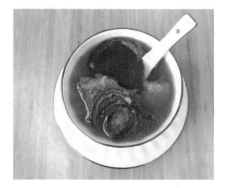
图 6-17　舒肩通络汤成品

第六节 祛痰止咳类

1. 罗汉果陈皮龙骨汤

【原料】猪脊骨 500 克，新会陈皮 10 克，罗汉果 10 克，龙眼肉 5 克，生姜 3 克，调料适量。

【做法】将新会陈皮、罗汉果、龙眼肉洗净，冷水浸泡 30 分钟。猪脊骨焯水洗净，连同新会陈皮、罗汉果、龙眼肉、生姜及浸泡的水放入炖盅内，加入调味料调匀，封上纱纸，入蒸炉炖 3 小时后，取去纱纸，撇去汤面上的浮油即成。

扫码观看视频

【功效】功能理气化痰，清热润肺，补益心脾。适用于脾胃气滞，痰热咳嗽，心脾虚损。

【服法】佐餐食。

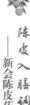
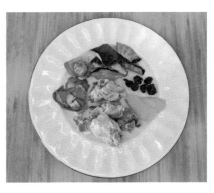

图 6–18 罗汉果陈皮龙骨汤原料

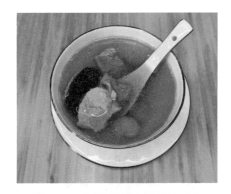

图 6–19 罗汉果陈皮龙骨汤成品

2. 新会陈皮雪梨冰糖水

【原料】新会陈皮 15 克，雪梨 1 个，枸杞子 5 克，冰糖适量。

【做法】将新会陈皮浸软去白瓤，雪梨去皮切丁，放入炖盅中，加入枸杞子和适量冰糖，封上纱纸隔水炖1个小时，取出即可。

【功效】功能健脾益肺，止咳化痰，生津止渴，解酒毒。主治热病津伤烦渴、消渴、咳嗽痰多、咽疼失音、眼赤肿痛、便秘等症。

【服法】随意食。

3. 九制新会陈皮

【原料】新会陈皮350克，甘草25克，白糖100克，调料适量。

【做法】将新会陈皮用水浸泡变软，通过换水冲洗四五次，把原有的苦味带去，再用比原料多一倍的清水和陈皮一起煮约4～5分钟，捞起，换水，再煮一次以脱苦，晒至半干状态备用。将25克甘草和500克水煎煮浓缩至1/3药液，过滤，加入白糖和其他调料拌匀，趁热加入半干状态的陈皮，轻轻搅拌，放置一夜，让陈皮充分吸收料液，烘至半干再次吸收料液，反复数次，直至完全吸收，烘至半干状态就成制品。

【功效】功能理气健脾，祛痰止咳。适用于脾胃气滞，脘腹胀痛，痰多咳嗽，呃逆呕吐。

【服法】随意食。

4. 新会陈皮柠檬茶

【原料】新会陈皮15克，鲜柠檬1个，白糖适量。

【做法】将新会陈皮用冷水浸泡15分钟后，大火烧开，小火再煮20分钟，过滤药液，再将鲜柠檬洗净切片，捣汁加入药液中，白糖适量调味即得。

【功效】功能理气化痰，和胃生津，祛暑。适用于支气管炎、百日咳、维生素C缺乏症、中暑烦渴、食欲不振、孕妇胃气不和、纳减、噫气等。

【服法】代茶饮。

【使用注意】糖尿病患者宜慎用，或制成无糖型饮品用。

第七节　益气健脾类

1. 新会柑普茶

【原料】新会柑 5 个，普洱茶 30 克。

【做法】取新会柑 5 个洗净，顶部切开一个圆形小口，取出果肉，保留柑果完整果皮，晾干，再加入普洱茶，加盖，包装，陈化 3 年以上。

【功效】功能理气化痰，利尿止渴，提神醒脑，健脾消食。适用于头痛、目昏、多睡善寐、心烦口渴、疟痢等症。

【服法】开水冲泡。

【使用注意】儿童、孕妇、哺乳期妇女忌服。

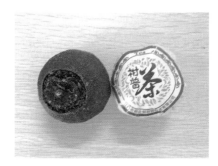

图 6-20　新会柑普茶

2. 陈皮牛肉丸

【原料】牛肉 500 克，新会陈皮 25 克，猪肉 100 克，马蹄 75 克，胡萝卜 50 克，柠檬叶 5 克，胡荽 50 克，调料适量。

【做法】将牛肉切块，加食粉腌制冷藏 1 小时后用刀剁碎，搅拌至起胶。将猪肉、马蹄肉切成幼粒，柠檬叶、胡荽、湿陈皮切成幼粒，胡萝卜切薄圆片，马蹄粉用清水冲开成粉浆备用。牛肉继续搅拌，分次加入马蹄粉浆和其他调料，将牛肉胶挤成牛肉丸，放入蒸柜，大火蒸 10 分钟至熟透，取出即成。

【功效】功能补脾胃，益气血，强筋骨。适用于虚损羸瘦、消渴、脾弱

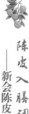

陈皮入膳调百味
——新会陈皮药膳集萃

不运、痞积、水肿、腰膝酸软等症。

【服法】佐餐食。

3. 陈皮虫草炖乌鸡

【原料】乌鸡1只，新会陈皮10克，虫草花100克，猪肉100克，生姜3克，调料适量。

【做法】将新会陈皮、虫草花洗净，用凉水浸泡30分钟。将乌鸡、猪肉切块焯水洗净，连同新会陈皮、虫草花及浸泡的水放入炖盅内，加入调味料调匀，封上纱纸，入蒸炉炖3小时后，取去纱纸，撇去汤面上的浮油即成。

【功效】功能补肝益肾，理气健脾，养阴退热。适用于阴虚发热、遗精滑精、久泻久痢、消渴、赤白带下等症。

【服法】佐餐食。

4. 山药炒陈皮丝

【原料】新会陈皮10克，山药150克，胡萝卜50克，青椒25克，木耳20克，香芹20克，荷兰豆50克，调料适量。

【做法】将新会陈皮浸软去白瓤切丝，山药去皮洗净切丝，木耳清水浸发切丝，胡萝卜、青椒、香芹、荷兰豆洗净切丝。烧热锅放油爆香姜丝、葱丝、蒜蓉后，放入所有材料猛火煽炒，调味勾芡，下包尾油，装碟即成。

【功效】功能益气养阴，补脾肺肾，健脾化滞。适用于阴虚内热、口渴多饮、小便频数的消渴证，以及消化不良、久痢、咳嗽等症。

【服法】佐餐食。

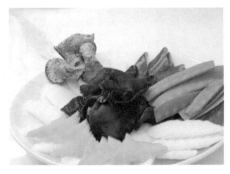

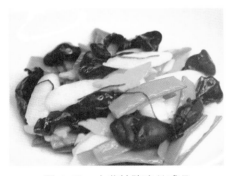

图 6-21 山药炒陈皮丝原料　　　　图 6-22 山药炒陈皮丝成品

5.陈皮牛肉粒炒饭

【原料】米200克，牛肉100克，新会陈皮10克，生菜50克，葱10克，芫荽50克，生姜20克，调料适量。

【做法】将米煮熟取出晾凉，牛肉切幼粒加料腌制1小时，新会陈皮浸软去白瓤切成细粒，生菜切丝，芫荽切粒，葱切葱花，生姜切粒。烧热锅放油爆香姜粒，放入牛肉炒熟，放入冷饭、新会陈皮粒，加调味料，中火炒至饭在锅里弹跳状，落入生菜丝、葱花、芫荽粒炒匀，放入包尾油，装碟即成。

【功效】功能健脾养胃，益气养血，强筋健骨。适用于脾胃虚弱、气血不足等证。

【服法】空腹食。

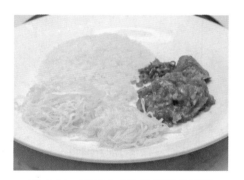

图6-23　陈皮牛肉粒炒饭部分原料

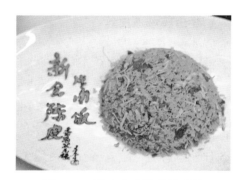

图6-24　陈皮牛肉粒炒饭成品

6.陈皮水鸭汤（陈皮文化节获奖菜式）

【原料】光水鸭一只，瘦肉250克，新会陈皮20克，金华火腿片10克，生姜10克，葱段10克，调料适量。

扫码观看视频

【做法】将新会陈皮用清水浸软去白瓤。水鸭去肠杂，挖净肺部，去除尾部。瘦肉洗净，用锅烧开水，加入葱段，放入瘦肉焯水片刻，取出洗净。与姜片、金华火腿片、新会陈皮放进炖盅内。用开水1500克放入调味料调匀后倒入炖盅，封上纱纸隔水炖3个小时，取出，撒去汤面上的浮油即成。

【功效】功效理气健脾，滋阴养胃，利水消肿。适用于食欲不振、阴虚发热、虚劳骨蒸、咳嗽、水肿等症。

【服法】佐餐食。

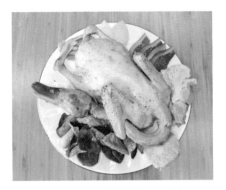 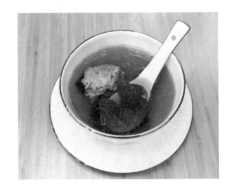

图 6-25　陈皮水鸭汤原料　　　　　图 6-26　陈皮水鸭汤成品

7. 陈皮禾秆烩鲍鱼（陈皮文化节获奖菜式）

【原料】鲜鲍鱼8头（约600克），新会陈皮20克，禾秆草20克，姜粒3克，调料适量。

【做法】把新会陈皮用清水浸软去白瓤切成碎备用。禾秆草洗净切成小段。将鲍鱼清洗干净，然后在鲍鱼的表面切上十字花刀，焯水至五成熟备用。把调味料放入碗中拌匀调成味汁。热油锅把鲍鱼煎制两面金黄色，放入姜粒、禾秆草段，烹入调好的味汁，撒入陈皮碎炒至干身，上碟即成。

【功效】功能补肝益肾，健脾和中，益精明目，除虚热。适用于咳嗽、劳热、骨蒸、青盲内障、淋浊、带下、崩漏、黄疸等症。

【服法】佐餐食。

8. 陈皮蜜香猪手（陈皮文化节获奖菜式）

【原料】猪手1500克，新会陈皮20克，九制新会陈皮粉30克，香叶2克，八角3克，甘草3克，调料适量。

【做法】将猪手烧毛洗干净，焯水去除血污。新会陈皮打成粉状，与香叶、八角、甘草等辅料一起加入调味料的清水中煲开，放入猪手慢火焖制约40分钟至软腍，改中火收汁至成大红色。猪手捞起去骨，直刀切片，整齐摆放在碟子上，撒上九制新会陈皮粉末，即成。

【功效】功能健脾，补血，通乳，托疮。适用于羸弱、脾胃气虚、妇人乳少、痈疽、疮毒等。

【服法】佐餐食。

9. 陈味沙律烧鹅（陈皮文化节获奖菜式）

【原料】陈皮味烧鹅1800克，香芒果400克，白肉火龙果400克，西生菜500克，沙律酱150克。

【做法】首先将西生菜洗干净，剪成比相应材料规格稍大的盏。香芒果、火龙果去皮起肉，切成长方形薄片，形状稍比生菜叶包小。陈皮烧鹅片皮，片皮时落刀稍深，片出的鹅皮要带有肉，改切成水果大小的规格。将火龙果肉放入生菜盏内，再上一片芒果片及烧鹅片，依次排放好。用裱花袋装载沙律酱，在烧鹅上裱上花纹，装碟即成。

【功效】功能益胃，解渴，止呕，利尿。适用于热伤胃阴，津液不足的口渴咽干、干呕、小便不利等症。

【服法】佐餐食。

【使用注意】糖尿病患者忌服。

10. 新会陈皮蒸禾虫

【原料】禾虫500克，新会陈皮10克，生姜5克，调料适量。

【做法】将新会陈皮浸软去白瓤切丝，禾虫放入一盘清水中，再用筷子慢慢夹起除沙。装入盘中拌入陈皮丝和姜丝，加入适量调料，准备一锅水煮开后放入禾虫，蒸10分钟即可。

【功效】功能补脾胃，益气血，利水消肿。适用于脾胃虚弱的泄泻、贫血、水肿等症。

【服法】佐餐食。

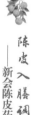

陈皮入膳调百味
——新会陈皮药膳集萃

11. 新会陈皮蒸鱼

【原料】鲈鱼 500 克，新会陈皮 10 克，生姜 8 克，葱 1 根，调料适量。

【做法】将新会陈皮洗净浸泡切丝，生姜、葱也切丝备用。将鲈鱼去内脏，清洗干净后，加陈皮丝、姜丝放入锅内水开后蒸 8 分钟，7 分钟时放入葱丝。出锅后先将水分倒掉，然后淋上蒸鱼酱油以及热油即可。

【功效】功能补肝肾，益脾胃，安胎，利水。适用于肝肾不足的腰腿酸软、妊娠水肿等症。

【服法】佐餐食。

12. 陈皮豆沙月饼

【原料】低筋面粉 500 克，新会陈皮粉末 50 克，红豆沙 3000 克，枧水 6 克，转化糖浆 10 克，纯正花生油 125 克，蛋液适量。

【做法】先把面粉开窝，在料窝中放入糖浆、枧水混合和均匀，然后加入花生油，制成饼皮面团，用保鲜膜密封，静置 30 分钟。将豆沙和入新会陈皮粉末拌匀，然后制成条，

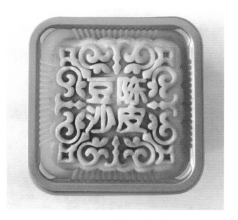

图 6-27　陈皮豆沙月饼

平分成 150 克的馅料，饼皮面团制成长条，平分成 25 克的饼皮。将饼皮压扁，包入馅料，虎口收口。用月饼模具制作出月饼的形状。烤盘垫油纸，放上月饼，喷少量水。烤制 15 分钟，静置两分钟（炉温：面火 180℃，底火 150℃）。取出刷一次蛋液，再烤制 12 ～ 15 分钟；再取出再刷一次蛋液，最后烤制至月饼金黄即成。

【功效】功能健脾和胃，理气活血。适用于疝气疼痛、血滞经闭、无名肿痛、疔疮等。

【服法】空腹食。

13. 陈皮红豆糕（陈皮文化节获奖菜式）

【原料】红豆 250 克，新会陈皮 30 克，白糖 500 克，椰浆 250 克，鱼胶粉 35 克，炼奶 30 克，三花淡奶 50 克，清水 1600 克。

【做法】将 250 克红豆浸泡 24 小时，浸泡成约 700 克湿红豆。取湿红豆 500 克加入清水 500 克、陈皮 15 克、白糖 100 克，用料理机打成豆浆，用平底锅中慢火把豆浆不断翻炒煮成红豆沙，放凉后加入炼奶 30 克、三花淡奶 50 克、椰浆 50 克，软硬度调整为可以裱花的状态，用玫瑰裱花嘴裱出陈皮豆沙玫瑰花，放冰箱冷冻 50 分钟定型待用。取 200 克湿红豆、5 克干陈皮、50 克白糖，蒸 2 小时至红豆熟透成爆口粒状，加入鱼胶粉 5 克，清水 100 克煮溶，然后放入玻璃碗里，作为红豆糕最底层。取椰浆 250 克、白糖 100 克、鱼胶粉 10 克，煮溶，待第四层凝固后，倒入玻璃碗，成为红豆糕第三层。待第三层椰浆凝固后，放入冷冻定型的玫瑰花。取新会陈皮 10 克泡软去白瓤，剁成芝麻大小的粒状，放入清水 1000 克、白糖 250 克、鱼胶粉 20 克煮溶至陈皮出味，颜色呈金黄色，倒入玻璃碗，成为红豆糕的第一层，放入冰箱冷藏一小时凝固，表面放薄荷嫩芽装饰即成。

【功效】功能理气活血，清热益胃。适用于心胃气痛，血滞经闭，无名肿痛，疔疮。

【服法】佐餐食。

陈皮入膳调百味
——新会陈皮药膳集萃

第八节　气血双补类

1. 当归党参陈皮瘦肉汤

【原料】瘦肉 500 克，鸡爪 100 克，当归 10 克，党参 10 克，新会陈皮 5 克，大枣 5 克，龙眼肉 5 克，生姜 3 克，调料适量。

扫码观看视频

【做法】将新会陈皮、当归、党参、大枣、龙眼肉洗净，冷水浸泡 30 分钟。瘦肉和鸡爪焯水洗净，连同新会陈皮、当归、党参、大枣、龙眼肉、生姜及浸泡的水放入炖盅内，加入调味料调匀，封上纱纸，入蒸炉炖 3 小时后，取去纱纸，撇去汤面上的浮油即成。

【功效】功能补益气血。适用于气血两亏的面色萎黄、头晕心悸，血虚或血虚而兼有瘀滞的月经不调、痛经、经闭等症。

【服法】佐餐食。

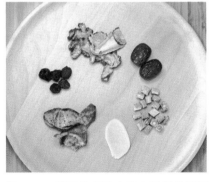

图 6-28　当归党参陈皮瘦肉汤部分原料

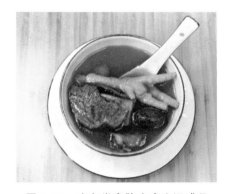

图 6-29　当归党参陈皮瘦肉汤成品

2. 当归陈皮焖羊腩

【原料】羊腩 1000 克，新会陈皮 15 克，当归 10 克，炙黄芪 10 克，党参 10 克，大枣 20 克，生姜 150 克，香芹 15 克，蒜苗 10 克，米酒、调料适量。

【做法】将新会陈皮、大枣、当归、炙黄芪、党参洗净，用冷水浸泡 30 分钟。羊腩切块，焯水至熟，去除血污。生姜切成片，烧热锅下油爆香生姜，放入羊腩慢火炒香，烹入米酒，加入新会陈皮、大枣、当归、炙黄芪、党参及浸泡水和适量调料，大火烧开后，改小火加盖焖约两小时至软腍收汁，装煲撒上蒜苗和香芹加热即可。

【功效】功效健脾补虚，益气活血，温中暖上。主治虚劳羸瘦、血虚而兼有瘀滞的月经不调、痛经、经闭、腰膝酸软、产后虚冷、腹痛、寒疝、中虚反胃等症。

【服法】佐餐食。

【使用注意】暑热天或发热患者慎食之，水肿、骨蒸、疟疾、外感、牙痛及一切热性病证者禁食。

3. 参芪陈皮鸡汤

【原料】鸡 500 克，瘦肉 100 克，党参 10 克，黄芪 10 克，新会陈皮 5 克，茯苓 10 克，大枣 5 克，枸杞 5 克，炙甘草 3 克，调料适量。

扫码观看视频

【做法】将新会陈皮、党参、黄芪、茯苓、大枣、枸杞、炙甘草洗净，冷水浸泡 30 分钟。鸡和瘦肉焯水洗净，连同新会陈皮、党参、黄芪、茯苓、大枣、枸杞、炙甘草及浸泡的水放入炖盅内，加入调味料调匀，封上纱纸，入蒸炉炖 3 小时后，取去纱纸，撇去汤面上的浮油即成。

【功效】功能益气健脾。适应用于脾胃气虚，症见面色萎白，语声低微，气短乏力，食少便溏，舌淡苔白，脉虚弱。

【服法】佐餐食。

【使用注意】凡无虚弱表现者，不宜滥用，以免导致阴阳平衡失调，"误补益疾"。实邪方盛、正气未虚者，以祛邪为要，亦不宜用，以免"闭门留寇"。

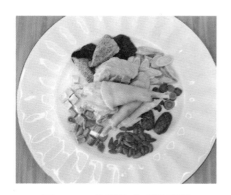

图6-30 参芪陈皮鸡汤原料

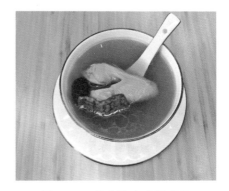

图6-31 参芪陈皮鸡汤成品

4.陈皮稻草东坡肉（陈皮文化节获奖菜式）

【原料】带皮五花肉500克，新会陈皮20克，禾秆草50克，姜30克，调料适量。

【做法】将五花肉放入沸水中煲10分钟至刚熟定形。将五花肉切成3乘3厘米正方形，用禾秆草以十字状把肉绑起来。将瓦煲烧热倒入食用油，加入姜爆香，倒入清水，放入调料，再把五花肉、新会陈皮放入大火烧开，改小火煲一小时捞出，装入玻璃器皿内，再取出陈皮改切成丝，放在红烧肉上，摆放整齐即成。

【功效】功能补肾强身，补血养颜，滋阴润燥。适用于气血不足、病后体弱、产后血虚、羸弱等。

【服法】佐餐食。

第九节 滋阴生津类

1. 新会陈皮乌梅茶

【原料】新会陈皮10克，乌梅15克，白糖适量。

【做法】将新会陈皮、乌梅用冷水浸泡15分钟后，大火烧开，小火再煮20分钟，过滤药液，白糖适量调味即得。

【功效】功能敛肺止咳，涩肠止泻，生津止渴，安蛔止痛。适用于肺虚久咳、久泻久痢、虚热消渴、蛔厥腹痛、呕吐等。

【服法】代茶饮。

【使用注意】糖尿病患者宜慎用，或制成无糖型饮品用。

2. 陈皮西红柿

【原料】西红柿600克，九制新会陈皮100克。

【做法】将西红柿用热水烫三分钟，然后把西红柿皮剥掉。将九制新会陈皮打成粉末备用，把已去皮的西红柿改切成3厘米大小块状装碟，撒上陈皮粉末即成。

【功效】功能生津止渴，健胃消食。适用于口渴、食欲不振、高血压、眼底出血等。

【服法】佐餐食。

3. 新会陈皮瑶柱粥

【原料】大米100克，新会陈皮10克，麦冬10克，瑶柱20克，调料适量。

【做法】将新会陈皮、麦冬、瑶柱洗净，用冷水浸泡40分钟，新会陈皮取出去白瓤切成丝，瑶柱拆成丝。将洗干净的大米加入浸泡水和陈皮丝、瑶柱丝、麦冬并放置煲内大火烧开，改中火煲至大米开花黏稠，调味即成。

【功效】功能滋阴养胃，养血调中，健脾补肾。适用于胃阴虚或热伤胃阴、消渴、肾虚尿频、食欲不振、咳嗽等。

【服法】空腹食。

4. 陈皮八宝鸭

【原料】鸭 1500 克，新会陈皮 15 克，莲子 50 克，百合 25 克，薏苡仁 25 克，白果肉 50 克，小棠菜 150 克，栗子肉 50 克，湿冬菇 20 克，瘦肉粒 50 克，生姜 6 克，调料适量。

【做法】将新会陈皮用清水浸软去白瓤。莲子、百合、薏苡仁、白果肉、栗子肉蒸发约 30 分钟，取出冲水备用，姜米爆香，放入所有辅料炒匀，勾芡便成八宝馅料。鸭保持整体形状，去全骨洗干净。将馅料和新会陈皮酿入鸭肚内，开口用绳子扎紧封好，上盘加入味汤，放蒸锅蒸 2.5 小时，拿出装碟。把小棠菜焯水，将蒸鸭汤汁倒入锅里勾芡，往鸭面浇上，伴入小棠菜即成。

【功效】功能滋阴养胃，利水消肿，补脾止泻，养心安神。主治阴虚发热、虚劳骨蒸、咳嗽、水肿、脾虚泄泻、食欲不振、虚烦、失眠、惊悸等。

【服法】佐餐食。

5. 陈皮莲藕乳鸽汤

【原料】乳鸽 1 只，新会陈皮 12 克，莲藕 250 克，瘦肉 100 克，生姜 10 克，葱 10 克，调料适量。

【做法】将新会陈皮洗净冷水浸泡 15 分钟，莲藕洗净切块。将乳鸽、瘦肉切块，加姜片、葱段焯水，然后用冷水洗净，连同莲藕、陈皮及浸泡的水放入炖盅内，加入调味料调匀，封上纱纸，入蒸炉炖 3 小时后，取去纱纸，撇去汤面上的浮油即成。

【功效】功能健脾养胃，滋阴补血，益气解毒。适用于麻疹、恶疮、疥癣、血虚经闭、久病体虚、热病烦渴、吐血、衄血、热淋等。

【服法】佐餐食。

第十节　助阳保健类

陈皮燕麦虾（陈皮文化节获奖菜式）

【原料】大明虾 500 克，新会陈皮 15 克，燕麦 200 克，杏仁片 100 克，鸡蛋液 25 克，姜汁 3 克，调料适量。

【做法】将新会陈皮用清水浸软去白瓤，一半切成陈皮丝，另一半切成粒状，陈皮丝慢火烘干备用。大明虾切去头部，去壳留虾尾，在虾背直切一刀，去虾肠，加入鸡蛋液、姜汁、陈皮粒，调味后拌匀腌制十分钟。热锅下油烧至 150℃，将虾沾上蛋液，表面均匀裹上一层燕麦和杏仁片，虾球放入油中，炸至金黄色干身捞起沥去油分。把炸好的虾装盘，表面放上陈皮丝，摆放整齐即成。

【功效】功能补肾壮阳，止咳化痰，开胃。适用于肾虚阳痿、半身不遂、筋骨疼痛、咳喘等。

【服法】佐餐食。

第十一节 利水渗湿类

1. 陈皮山药排骨汤

【原料】排骨 500 克，新会陈皮 10 克，薏苡仁 15 克，赤小豆 15 克，鲜山药 300 克，生姜 10 克。

【做法】将新会陈皮、薏苡仁、赤小豆洗净，用冷水浸泡 30 分钟。排骨斩件焯水洗干净，山药去皮切段。

扫码观看视频

将所有材料放入煲内，加入清水，大火烧开改小火煲 1 小时后，放入调味料即成。

【功效】功能健脾祛湿，消食化积。适用于胸脘腹胀、头身困重、体型肥胖、水肿、高血压、消渴、暑热、烦闷等。

【服法】佐餐食。

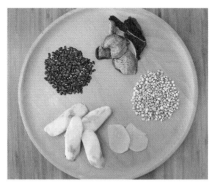

图 6-32　陈皮山药排骨汤部分原料

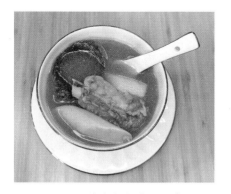

图 6-33　陈皮山药排骨汤成品

2.陈皮冬瓜薏苡汤

【原料】排骨 500 克，新会陈皮 10 克，薏苡仁 15 克，焦山楂 10 克，冬瓜 500 克，生姜 10 克。

【做法】将新会陈皮、薏苡仁、山楂洗净，用冷水浸泡 30 分钟，新会陈皮取出去白瓤。排骨斩件焯水洗干净，冬瓜切块。将所有材料放入煲内，加入清水，大火烧开改中火煲两小时后，放入调味料即成。

【功效】功能利水消肿，消食化积。适用于水肿、食积、高血压、高血脂、胀满、脚气、咳喘、暑热、烦闷、泻痢等。

【服法】佐餐食。

第十二节 其他类

陈皮解酒茶

【原料】新会陈皮、砂仁、茯苓、干姜、竹茹各 10 克，葛花、白扁豆花各 10 克，枳椇子 15 克。

【做法】将上述药材用冷水盖过药面，浸泡 15 分钟后，大火烧开数沸后，过滤即得。

【功效】解酒祛湿，温中和胃。适用于饮酒过度，湿伤脾胃。

【服法】代茶饮。

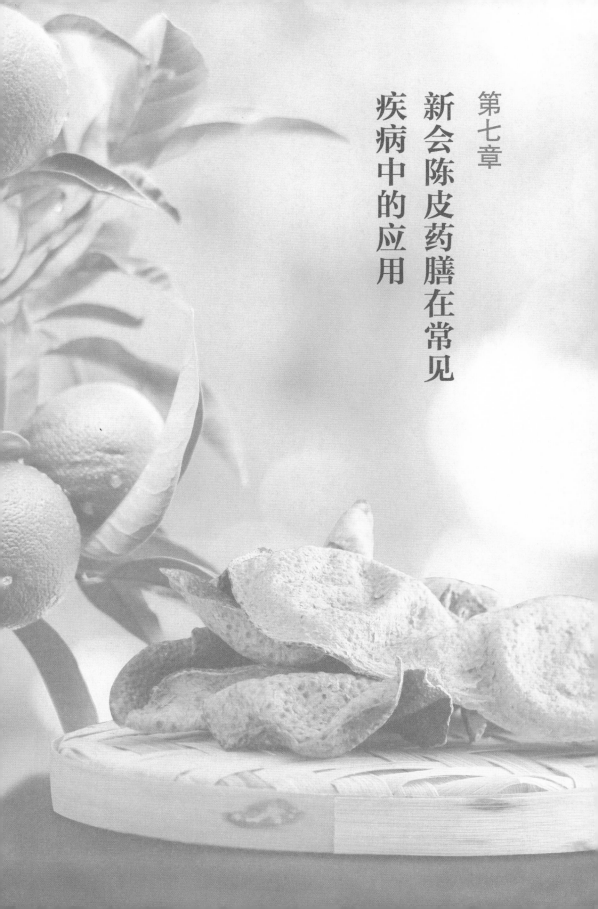

第七章
新会陈皮药膳在常见疾病中的应用

中医学非常注重通过药膳调理达到养生防病治病的目的，而药膳调理应在中医理论指导下应用，方可获得良好的治疗效果。为提高大众对新会陈皮药膳的应用能力，本文将临床常见疾病的中医辨证、症状和药膳使用原则归类汇总，并根据具体辨证，将本书收载的药膳方推荐给大家参考，具体详见表1。需要注意的是，药膳调理过程中疾病未见好转甚至加重，应及时到医院就医，以免延误病情。

表1　对症用膳速查表

病名	证型	症状	药膳	药膳原则
感冒	风寒证	恶寒重，发热轻，无汗，头痛，肢节疼痛，鼻塞声重，时流清涕，喉痒，咳嗽，痰吐稀薄色白，口不渴或渴喜热饮，舌苔薄白而润，脉浮或浮紧	叶天士药茶方、紫苏陈皮葱饮、陈皮姜糖水、天中茶、六曲茶	1. 宜多饮水或菜汤、果汁、豆浆等饮料。2. 饮食宜清淡，忌食油腻、黏滞、燥热之物。3. 以辛散为治疗原则，忌食酸涩食品。4. 感冒初愈应遵照循序渐进的进食原则，由少渐多，由细软食物到普通饮食
	风热证	身热较著，微恶风，汗泄不畅，头胀痛，咳嗽，痰黏或黄，咽燥，或咽喉乳蛾红肿疼痛，鼻塞，流黄浊涕，口渴欲饮，舌苔薄白微黄、边尖红，脉象浮数	清热止嗽茶、石香薷茶	
	暑湿证	身热，微恶风，汗少，肢体酸重或疼痛，头昏重胀痛，咳嗽痰黏，鼻流浊涕，心烦，口渴，或口中黏腻，渴不多饮，胸闷，泛恶，小便短赤，舌苔薄黄而腻，脉濡数	清热化湿茶、建曲茶、千金茶、双虎万应茶、四时甘和茶、四时感冒茶	
	暑热	壮热多汗，口渴欲饮，面赤气粗，大便燥结，小便短赤，舌红，脉数	清热养阴茶、陈皮蔗茅冰粉、陈皮绿豆沙糖水、新会陈皮柠檬茶、陈皮酱焖响螺	

病名	证型	症状	药膳	药膳原则
咳嗽	风寒袭肺	咳嗽声重，气急，咽痒，咳痰稀薄色白，常伴鼻塞、流清涕、头痛、肢体酸疼、恶寒、发热、无汗等表证，舌苔薄白，脉浮或浮紧	襄荷紫苏橘皮汤、寒凉咳嗽酒、蜜膏酒	
	风燥伤肺	干咳，连声作呛，喉痒，咽喉干痛，唇鼻干燥，无痰或痰少而黏连成丝，不易咯出，或痰中带有血丝，口干，初起或伴鼻塞、头痛、微寒、身热等表证，舌苔薄白或薄黄，质红、干而少津，脉浮数或小数	双果汤、山矾花茶、新会陈皮雪梨冰糖水	
	痰湿蕴肺	咳嗽反复发作，咳声重浊，痰多，因痰而咳，痰出咳平，痰黏腻或稠厚成块，色白或带灰色，每于早晨或食后则咳甚痰多，进甘甜油腻食物加重，胸闷、脘痞、呕恶，食少，体倦，大便时溏，舌苔白腻，脉濡滑	橘杏丝瓜茶、九制新会陈皮	1. 饮食宜清淡，不可过食肥甘，及炙烧厚味。 2. 咳嗽痰多者应忌食酸涩之品，多食化痰清肺之品。 3. 咳嗽气急较重，甚至有喘促者，应忌食海腥
	痰热郁肺	咳嗽气息粗促，或喉中有痰声，痰多、质黏厚或稠黄，咯吐不爽，或有热腥味，或吐血痰，胸胁胀满，咳时引痛，面赤，或有身热，口干欲饮，舌苔黄腻，质红，脉滑数	梨膏糖、竹茹粥、罗汉果陈皮龙骨汤	
	肺阴亏耗	干咳，咳声短促，痰少黏白，或痰中带血，或声音逐渐嘶哑，口干咽燥，或午后潮热颧红，手足心热，夜寐盗汗，起病缓慢，日渐消瘦，神疲，舌红，少苔，脉细数	百莲酿藕、梨膏糖、藕橘饮、新会陈皮乌梅茶	

陈皮入膳调百味
——新会陈皮药膳集萃

232

病名	证型	症状	药膳	药膳原则
哮喘	痰浊阻肺	喘而胸满闷窒，甚则胸盈仰息，咳嗽痰多黏腻色白，咯吐不利，兼有呕恶，纳呆，口黏不渴，舌苔厚腻，色白，脉滑	橘皮粥、商陆鲤鱼汤、萝卜健运膏、萝卜炖羊肉	1. 哮证发作期当辨明寒哮与热哮，寒哮宜温肺散寒，豁痰利窍；热哮宜宣肺清热，化痰降气为主。2. 哮证缓解期当辨明脏器损伤，扶正治本，补益肺、脾、肾三脏。3. 宜冬病夏治，在夏季未明显发病时，补益肺、脾、肾
	寒哮	呼吸急促，喉中哮鸣有声，胸膈满闷如塞，咳不甚，痰少咯吐不爽，面色晦滞带青，口不渴，或渴喜热，天冷或受寒易发，形寒怕冷，舌苔白滑，脉弦紧或浮紧	杏仁陈皮羊肉汤、襄荷紫苏橘皮汤、广东三宝鸡	
	热哮	气粗息涌，喉中痰鸣如吼，胸高胁胀，咳呛阵作，咳痰色黄或白，黏浊稠厚，排吐不利，烦闷不安，汗出，面赤，口苦，口渴喜饮，不恶寒，舌苔黄腻，质红，脉滑数或弦滑	梨膏糖、清热理气茶	
	缓解期肺虚	自汗，怕风，常易感冒，每因气候变化而诱发，发前打嚏，鼻塞流清涕，气短声低，或喉中常有轻度哮鸣声，咳痰清稀色白，面色㿠白，舌苔薄白，质淡，脉细弱或虚大	蜜膏酒、狗肉汤	
胃痛	饮食停滞	脘腹胀满，嗳腐吞酸，或呕吐不消化食物，吐食或矢气后痛减，或大便不爽，舌苔厚腻，脉滑	楂曲内金散、胃乐茶、甘松茶、健脾营养抄手、槟榔饮	1. 饮食宜清淡，易消化。2. 禁食腐味、不鲜及不洁食物，亦不宜食用粗纤维、刺激性强之食品。3. 对脾胃虚寒者，宜服用温中散寒食品。忌进生冷及产气食品

病名	证型	症状	药膳	药膳原则
胃痛	肝气犯胃	胃脘胀闷，攻撑作痛，脘痛连胁，嗳气频繁，大便不畅，每因情志因素而痛作，舌苔多薄白，脉沉弦	陈皮瘦肉粥、梅花银耳羹，佛手露、佛手露酒、状元红酒	1. 饮食宜清淡，易消化。2. 禁食腐味、不鲜及不洁食物，亦不宜食用粗纤维、刺激性强之食品。3. 对脾胃虚寒者，宜服用温中散寒食品。忌进生冷及产气食品
	肝胃郁热	胃脘灼痛，痛势急迫，烦躁易怒，泛酸嘈杂，口干口苦，舌红苔黄，脉弦或数	胃溃疡茶	
	胃阴亏虚	胃痛隐隐，口燥咽干，大便干结，舌红少津，脉细数	新会陈皮瑶柱粥	
	脾胃虚寒	胃痛隐隐，喜温喜按，空腹痛甚，得食则减，泛吐清水，纳差，神疲乏力，甚则手足不温，大便溏薄，舌淡苔白，脉虚弱或迟缓	鲈鱼健脾汤、鲫鱼温中羹、鳙鱼党参健胃汤、高良姜粥、羊肉粥	
泄泻	肝气乘脾	平时多有胸胁胀闷，嗳气食少，每于抑郁恼怒或情绪紧张之时，发生腹痛泄泻，舌淡红，脉弦	山楂荞麦饼	1. 饮食以清淡、易消化、少渣及营养丰富的流质或半流质为宜。2. 忌食油腻、生冷、辛辣等刺激性食物。3. 补充水分，营养均衡，避免脱水及电解质紊乱
	脾胃虚寒	饮食稍有不慎，即易呕吐，时作时止，面色㿠白，倦怠乏力，口干而不欲饮，四肢不温，大便溏薄，舌质淡，脉濡弱	大健脾糕、健脾止泻粉、山药扁豆糕、白莲酿藕、黄芪粥、猪肝毕罗、肉豆蔻猪肝丸	
	肾阳虚衰	泄泻多在黎明之前，腹部作痛，肠鸣即泻，泻后则安，形寒肢冷，腰膝酸软，舌淡苔白，脉沉细	附子地羊肉	

陈皮入膳调百味
——新会陈皮药膳集萃

病名	证型	症状	药膳	药膳原则
便秘	肺燥肠闭	咳嗽不爽而多痰，胸腹胀满，大便秘结，舌红苔黄或黄燥，脉滑数	四仁橘皮粥	1. 宜食清淡滑润之品，少食甘腻之品。 2. 药膳结构要合理，应适当增加润肠食物，以及含粗纤维食物，并可多食产气食品。 3. 切不可单食泻下之品以通为快，应辨证用药
	冷秘	大便艰涩，排出困难，小便清长，面色㿠白，四肢不温，喜热怕冷，腹中冷痛，或腰脊酸冷，舌淡苔白，脉沉迟	吴茱萸根浸酒	
腹胀、腹痛	寒邪内阻	腹痛急暴，得温痛减，遇冷更甚，口和不渴，小便清利，大便自可或溏薄，舌苔白腻，脉沉紧	良姜炖鸡块、茴香汤、鲫鱼脍	1. 以细、软、烂、嫩为宜。 2. 寒痛、虚痛患者宜服温中散寒食物，禁忌生冷及产气食品。 3. 禁食腐味变质的食物，也不宜服用粗纤维、刺激性强之食品，忌饮浓茶、酒等饮料
	中虚脏寒	腹痛绵绵，时作时止，喜热恶冷，痛时喜按，饥饿劳累后更甚，得食或休息后稍减，大便溏薄，兼有神疲、气短、怯寒等症，舌淡苔白，脉象沉细	高良姜粥、羊肉粥、茱萸猪肚丸、沉香猪肚丸、温中开胃牛肉脯	
	饮食积滞	脘腹胀满疼痛，拒按，恶食，嗳腐吞酸，或痛而欲泻，泻后痛减，或大便秘结，舌苔腻，脉滑实	山楂橘皮茶、五香槟榔	
	脾胃气滞	胃脘痞闷，食欲不振，恶心呕吐，排便困难，伴全身乏力，气短懒言，面白神疲，舌淡，苔白，脉沉细	新会柑普茶、橘皮汤、橘皮粥、甘露茶、陈皮木香肉、代谷丸	

病名	证型	症状	药膳	药膳原则
高脂血症	痰瘀滞留	胸闷时痛，头晕胀痛，肢麻或偏瘫，眼睑处或有黄色瘤，舌暗或有瘀斑，苔白腻或浊腻，脉沉滑	陈皮降脂茶	1. 控制食量，避免形体过于肥胖。 2. 饮食宜清淡，忌食肥甘厚味及辛辣、酒类诸物。 3. 忌食肥肉和动物内脏。 4. 可多食消脂通脉之品
	脾虚痰积	体胖虚松，倦怠乏力，胸脘痞满，头晕目眩，肢重或肿，纳差，或伴便溏，舌胖苔白腻，脉濡	陈皮山楂麦芽茶、内金陈皮砂锅粥	
黄疸	脾虚胎黄	身、目、尿俱黄，日久不退，黄色晦暗，面色欠华，不思乳食，纳少腹胀，食后易吐，大便稀薄或完谷不化；舌淡，苔白腻，脉细缓	砂陈乳	1. 应以清淡饮食为主，多食新鲜水果蔬菜。 2. 忌食生冷发物、高脂肪食物，忌酒。 3. 新生儿黄疸，母乳喂养时，宝妈忌食容易引起溶血的食物，少吃辛辣上火的食物
	湿热发黄	身目俱黄，头重身困，胸脘痞满，食欲减退，恶心呕吐，腹胀，或大便溏垢，舌苔厚腻微黄，脉弦滑或濡缓	茵陈橘皮茶	
肝炎	肝胆湿热	脘闷腹胀，恶心呕吐，食欲不振，或面目俱黄，黄色鲜明，舌红苔黄腻，脉弦数	清肝膏、鲤鱼陈皮煲	1. 应以养肝护肝为主。 2. 饮食应有所节制，以吃少量营养价值高的食物较好，多吃点新鲜蔬菜和水果。 3. 避免辛辣刺激、肥甘厚腻的食物，以及煎、炸的食物。 4. 忌烟、酒，不要熬夜

病名	证型	症状	药膳	药膳原则
水肿	水湿浸渍	全身水肿，按之浸指，小便短小，身体困重，胸闷，纳呆，泛恶，苔白腻，脉沉缓，起病缓慢，病程较长	乌鲤鱼汤、鲤鱼赤小豆	1. 应选择健脾渗利之品。 2. 以低盐食物为宜，水肿严重者应限用食盐，若长期限盐须注意发生低钠血症。 3. 勿食辛辣刺激、肥甘厚腻之品，忌烟、酒
	风水泛滥	眼睑浮肿，继而四肢及全身皆肿，来势迅速，多有恶寒、发热、肢节酸楚、小便不利等症。偏于风热者，伴咽喉红肿疼痛，舌质红，脉浮滑数；偏于风寒者，兼恶寒、咳喘，舌苔薄白，脉浮滑或紧。水肿较甚，亦可见沉脉	商陆鲤鱼汤、治风水肿方	
	脾阳虚衰	身肿，腰以下为甚，按之凹陷不易恢复，脘腹胀闷，纳减便溏，面色萎黄，神疲肢冷，小便短小，舌质淡，苔白腻或白滑，脉沉缓或沉弱	千金鲤鱼汤	
淋证	热淋	小便短数，灼热刺痛，溺色黄赤，少腹拘急胀痛；或有寒热、口苦、呕恶，或有腰痛拒按，或有大便秘结，苔黄腻，脉濡数	竹叶陈皮茶、陈皮蔗茅冰粉	1. 应以清淡饮食为主，多饮水。 2. 勿食辛辣刺激、肥甘厚腻之品，忌烟、酒
目痛	肝火上炎	面红，目赤肿痛，口干口苦，失眠，头晕，胸胁部灼热，尿少而黄，大便干燥，舌红苔黄，脉弦数	生地青葙子粥	1. 应以清肝明目、滋阴降火为原则。 2. 宜以富含多种营养成分、有明目作用的饮食或药膳为主。 3. 少食辛辣刺激、肥甘厚腻之品，忌烟、酒

第七章　新会陈皮药膳在常见疾病中的应用

病名	证型	症状	药膳	药膳原则
耳聋、耳鸣	肾精亏损	久病耳鸣、耳聋，鸣声细弱，入夜明显；并见腰痛或腰膝酸软乏力，面色淡白或㿠白，畏冷肢凉，阳痿或阴寒，月事不调，小便清长；夜尿频数，或尿有余沥，舌质淡胖，脉沉迟	胡桃炖龟肉、猪肾陈皮馄饨、柏子仁汤	1. 全身或局部病变引起耳聋、耳鸣者，宜针对原发疾病进行辨证施膳。 2. 老年性机能衰退所引起的耳聋、耳鸣，其病机多责之于肾精亏损，宜施用补肾填精类药膳，或选用一些具有补肾填精作用的食物。 3. 忌辛辣刺激性食物
眩晕、头痛	痰浊中阻	眩晕而见头重如蒙，胸闷恶心，食少多寐，苔白腻，脉濡滑	杏陈薏米粥、薏米粥	1. 饮食宜清淡易消化，忌食助湿生痰生热之品。 2. 应避免食用高胆固醇食物及过多的动物脂肪，而应多服富含维生素C及植物蛋白食物。 3. 肥胖患者，应节制饮食，食用低热量饮食。 4. 忌烟酒
	肝阳上亢	眩晕耳鸣，头痛且胀，每因烦劳或恼怒而头晕、头痛加剧，面时潮红，急躁易怒，少寐多梦，口苦，舌质红，苔黄，脉弦	天麻陈皮炖猪脑	
	气血亏虚	眩晕动则加剧，劳累即发，面色㿠白，唇甲不华，发色不泽，心悸少寐神疲懒言，饮食减少，舌质淡，脉细数	肝肺陈皮汤	
	风热头痛	头痛而胀，甚则头痛如裂，发热或恶风，面红目赤，口渴欲饮，便秘溲黄，舌质红，苔黄，脉浮数	清热养阴茶、清热理气茶	

陈皮入膳调百味
——新会陈皮药膳集萃

病名	证型	症状	药膳	药膳原则
呕吐	外邪犯胃	突然呕吐，可伴发热恶寒，头身疼痛，胸脘满闷，苔白薄，脉濡缓	陈皮姜糖水、紫陈酒	1. 初期可禁饮食或清淡流质饮食。 2. 忌辛辣、刺激，可由清淡流质过渡到软质饭食。 3. 少食多餐，补充水分，营养均衡，避免脱水及电解质紊乱
	胃阴不足	呕吐反复发作，时作干呕，口燥咽干，似饥而不欲食，舌红津少，脉多细数	猪肚羹	
消渴	肺热津伤	烦渴多饮，口干舌燥，尿频量多，舌边尖红，苔薄黄，脉洪数	山药炒陈皮丝	1. 应节制每日谷麦食量，善饥难忍者，可用豆类、蔬菜充饥。 2. 忌食肥甘厚味、辛辣炙煿之品，宜选用清淡易消化之物。 3. 消渴而尿甜者，除忌食白、红、冰糖外，也不宜再食甘甜之物
	胃热炽盛	多食易饥，形体消瘦，大便干燥，舌红苔黄，脉滑实有力	新会陈皮瑶柱粥	
单纯性肥胖症	脾虚湿困	身肿，腰以下为甚，按之凹陷不易恢复，四肢重，小便少，伴见面色不华，纳少便溏，少气神疲，脘腹胀闷，舌淡，苔白腻或白滑，脉缓或濡滑	陈皮山药排骨汤、陈皮冬瓜薏苡汤	1. 控制饮食，遵循低热量、低糖、低脂肪的饮食原则。蛋白质摄入量不宜少于每天1000g，减少食盐的摄入。 2. 戒烟、戒啤酒，少饮白酒与果酒。限制零食，规律用餐。 3. 饮食以清淡为主，不宜吃甜、咸、辛、酸等刺激食欲之品。 4. 增加运动量

病名	证型	症状	药膳	药膳原则
妊娠恶阻	肝胃不和	恶心呕吐酸水或苦水，纳呆口苦，胸闷嗳气，心烦恶心，小便热赤，大便秘结，舌红苔微黄，脉弦滑	橘茹饮、青竹茹陈皮茶	1. 以清淡爽口，容易消化为原则，减少油腻，供给足够的糖类以及丰富维生素。 2. 顺应患者的饮食习惯，少食多餐。吞酸时少食汤饮。 3. 忌食刺激性太大的食物
	脾胃虚寒	脘腹胀闷，呕恶不食，或食入即吐，浑身无力，倦怠思睡，舌淡苔白，脉缓滑无力	紫苏姜橘茶	
妊娠水肿	脾虚湿滞	妊娠数月，面浮肢肿，甚则遍身俱肿，皮薄光亮，按之凹陷，脘腹胀满，气短懒言，口中淡腻，食欲不振，小便短少，大便溏薄，舌体胖嫩，边有齿痕，苔薄白或腻，脉缓滑无力	千金鲤鱼汤	1. 应选择健脾益肾之品。 2. 以低盐食物为宜，水肿严重者应限用食盐，若长期限盐须注意发生低钠血症。 3. 勿过施用滑利、峻下、逐水耗散之品
胎漏、胎动不安	血热	妊娠期，腰酸腹痛，胎动下坠，或阴道少量流血，血色深红或鲜红，心烦少寐，渴喜冷饮，便秘溲赤，舌红，苔黄，脉滑数	苎麻粥方	1. 饮食应富有营养，易于消化。 2. 脾胃素弱者，应多服一些健脾补气之品。 3. 忌食薏苡仁、肉桂、干姜、桃仁、螃蟹、姜、韭菜之品

病名	证型	症状	药膳	药膳原则
痛经	寒凝血滞	经前数日及经期小腹冷痛，甚而绞痛、刺痛，按之痛甚，喜热熨而痛稍有缓解，可有少腹癥块，舌暗紫有瘀点，苔白润或滑腻，脉沉弦或沉紧	调经酒、陈皮煲猪蹄、良姜炖鸡块、乌鸡汤	1. 平时应辨证求因治本，经期调血止痛治标。 2. 宜食清淡、易于消化、寒温适中的食物。 3. 痛经分虚实，补虚应滋养适宜，不可滋腻太过，泻实不可过于辛热、寒凉
	气滞血瘀	经前或经期小腹胀痛拒按，经血量少，行而不畅，血色紫暗有块，块下痛暂减，乳房胀痛，胸闷不舒，舌质紫暗或有瘀点，脉弦	香附陈皮炒肉	
疳积	脾虚食积	形体明显消瘦，精神萎靡，肚腹膨胀，面黄无华，毛发稀黄如穗，纳呆食少，或多吃多便，舌淡苔薄白，或腻，脉细滑	陈皮砂仁瘦肉饼、健脾饮、鸡橘粉粥、健脾莲花糕、内金陈皮砂锅粥	1. 应选择既能健脾养胃，又容易消化之品。 2. 当加强营养，搭配高蛋白饮食，又应当配以消食化积之品。 3. 要建立良好的饮食习惯，做到定时、定量，增加辅食要掌握先素后荤，先少后多的原则
甲亢	肝郁痰结	精神抑郁，胸闷胁痛，吞咽不爽，胃纳不佳，餐后饱胀或有恶心，消瘦乏力，大便溏薄，双目突出，甲状腺肿大，舌质淡胖，可有齿痕，苔薄白，或白腻，脉弦细，或细滑	萝卜海带汤、紫菜蛋卷、紫菜萝卜汤、绿豆海带粥	1. 应选择养肝护肝之品。 2. 进食营养丰富、易消化食物。 3. 少进食辛辣刺激食物，禁烟酒

病名	证型	症状	药膳	药膳原则
饮酒过度	湿热蕴结	眩晕呕吐，胸膈痞闷，饮食减少，心神烦乱，小便不利，或泄泻，舌红，苔黄腻，脉弦数	枳椇橘皮竹茹汤、陈皮解酒茶、橘皮醒酒汤	1. 应选择养肝护肝、健脾和胃之品。 2. 饮食应以清淡易消化的食物为主。 3. 不宜饮浓茶、咖啡等具有刺激和兴奋作用的饮品
痹证	风寒湿痹（行痹）	肢体关节酸痛，游走不定，关节屈伸不利，或见恶风发热，苔薄白，脉浮	舒肩通络汤	1. 食疗多选用祛风、散寒、化湿、温通之品。 2. 痹证急性发作期，饮食宜选清凉之品，忌刺激、油腻、辛辣之品。 3. 常用补气血、益肝肾与祛风湿之功为一体之食品。 4. 宜长期坚持，所选药膳亦应性味平和，不伤正，不碍胃
	风寒湿痹（痛痹）	肢体关节疼痛较剧，痛有定处，得热痛减，遇寒痛增，关节不可屈伸，局部皮色不红，触之不热，苔薄白，脉弦紧	青囊药酒、追风药酒、国公酒、鹿蹄汤	
	风寒湿痹（着痹）	肢体关节重着，酸痛，或有肿胀，痛有定处，手足沉重，活动不便，肌肤麻木不仁，苔白腻，脉濡缓	大风引酒、五加皮药酒、冯了性风湿跌打药酒、活血药酒	
	肝肾亏虚	痹证日久不愈，关节屈伸不利，肌肉瘦削，腰膝酸软，或畏寒肢冷、阳痿、遗精，或骨蒸劳热	羊骨粥、百药长酒、还童酒、丹参石斛酒、参茸酒、食栗补肾方	
手术后	术后阴虚	口燥咽干，眩晕失眠，潮热盗汗，五心烦热，两颧潮红，舌质红绛，舌光少津，脉细数	陈皮水鸭汤、陈皮扒鸭条、陈皮莲藕乳鸽汤、新会陈皮瑶柱粥	1. 应选择扶正补虚之品

陈皮入膳调百味
——新会陈皮药膳集萃

病名	证型	症状	药膳	药膳原则
手术后	术后气虚	气短自汗，倦怠懒言，声音低微，面色㿠白，舌淡苔薄白，脉虚无力；或见久病中气虚弱而脱肛、小便频数等	黄芪补胃枣、参术酒、人参猪肚	2. 饮食应以清淡易消化的食物为主。多食蛋白质含量高的食物及新鲜瓜果蔬菜。 3. 勿食辛辣刺激、肥甘厚腻之品，忌烟、酒。 4. 肠道术后忌食产气食物
病后体虚	气虚	少气懒言，语声低微，疲倦乏力，常自汗出，动则尤甚，舌淡苔白，脉虚弱	参芪砂锅鱼头、黄芪补胃枣、参术酒	1. 应选择滋补养身之品。 2. 饮食方面应注重营养均衡，保证每日摄入足够的营养。 3. 放松心情，注意休息，适当进行户外的体育锻炼，增强体质，不要熬夜
	气血两虚	少气懒言，疲倦乏力，面色苍白或萎黄，爪甲淡白，头晕眼花，手足发麻，心悸失眠，舌淡或红，脉细	当归党参陈皮瘦肉汤、参归乌鸡汤、当归陈皮焖羊腩、参芪陈皮鸡汤、百岁酒	
	阴虚	形体消瘦，口燥咽干，潮热颧红，五心灼热，盗汗，小便短黄，大便干结，舌红少津苔薄，脉细数	熟地黄粥、陈皮虫草炖乌鸡、陈皮莲藕乳鸽汤、新会陈皮瑶柱粥	
	阳虚	腰痛脚软，身半以下常有冷感，少腹拘急，小便不利，或小便反多，入夜尤甚，阳痿早泄，舌淡而胖，脉虚弱，尺部沉细	人参鹿尾汤、地羊补阳汤、灵芝炖鹿尾、强身药酒、延寿酒	

第七章 新会陈皮药膳在常见疾病中的应用

243

病名	证型	症状	药膳	药膳原则
胃癌	肝胃不和	胃脘胀满而痛掣及两胁，抑郁心烦，嗳气或恶心呕逆，大便不爽，舌苔薄黄，脉弦	荜茇烧黄鱼	1. 应多食酸甜类食物，忌辛辣、含淀粉多的食物及烟酒，进食切勿过凉、过热、过饱。 2. 宜食开胃降逆的清淡食物，及易于消化的食物。 3. 术后应以益气养血为主，忌食坚硬生冷、肥甘滋腻食物。 4. 胃癌晚期以扶正为主
	脾胃虚寒型	胃内隐痛，喜温喜按，或者朝食暮吐，暮食朝吐，面色苍白，肢体冷弱，便溏浮肿，舌淡而胖，舌苔薄，脉缓	鲫鱼熟脍、姜橘椒羹、橘皮姜枣汤	
肺癌	肺郁痰瘀	咳嗽不畅，咯痰不爽，痰中带血，胸胁背痛，胸闷气急，唇紫口干，便秘，舌暗红，有瘀斑（点），苔白或黄，脉弦滑	羊肺汤、华佗治咳嗽唾血神方	1. 肺癌早期，应及时地补充各种营养物质。 2. 术后饮食宜以补气养血食品为主。 3. 放疗时宜吃滋阴养血食品，并以新鲜蔬菜和多汁水果为主。 4. 化疗时应大补气血。 5. 肺癌晚期，应给予清淡易消化的高营养食品，少食多餐

主要参考文献

［1］唐德才，吴庆光 . 中药学［M］. 北京：人民卫生出版社，2017.

［2］余香，陈小龙 . 药食同源中药材的作用与宜忌［M］. 北京：中国医药科技出版社，2022.

［3］梅全喜，杨得坡 . 新会陈皮的研究与应用［M］. 北京：中国中医药出版社，2019.

［4］国家药典委员会 . 中华人民共和国药典［S］. 一部 . 北京：中国医药科技出版社，2020.

［5］忽思慧 . 饮膳正要［M］. 北京：中国医药科技出版社，2018.

［6］何清湖，潘远根 . 中医药膳学［M］. 北京：中国中医药出版社，2015.

［7］王者悦 . 中国药膳大辞典［M］. 北京：中医古籍出版社，2017.

［8］孟诜 . 食疗本草［M］. 吴受琚，俞晋，校注 . 北京：中国商业出版社，1992.

［9］王怀隐 . 太平圣惠方［M］. 北京：人民卫生出版社，2016.

［10］李时珍 . 本草纲目［M］. 陈贵廷，点校 . 北京：中医古籍出版社，1994.

［11］张伯史，董建华，周仲英，等 . 中医内科学［M］. 上海：上海科学技术出版社，1984.

附录一 常见食物的作用

名称	性味归经	来源	功能与主治
糯米	味甘，性温，入脾、胃、肺经	又名稻米、江米、元米。禾本科植物稻的种仁	功效补中益气。主治消渴溲多，自汗，便泄。见《备急千金要方·食治》
高粱	味甘、涩，性温，入肺、脾、胃、大肠经	又名芦穄蜀秫、芦粟、荻粱、番黍等。禾本科植物蜀黍仁	功效温中，涩肠胃，止霍乱。主治霍乱，下痢，湿热水便不利及小儿消化不良。见《本草纲目》
粳米	味甘，性平，入脾、胃经	又名大米、硬米、白米、粳米、稻米。禾本科植物稻（粳稻）的种仁	功效补中益气，健脾和胃，除烦止渴，止泻痢。主治脾虚烦闷，消渴不思饮食，泄泻，下痢，肌肉消瘦
粟米	味甘、咸，性凉，入肾、脾、胃经	又名白粱粟、粢米、粟谷、小米、谷子。禾本科植物粟的种仁	功效和中，益肾，除热，解毒。主治脾胃虚热，反胃呕吐，消渴，泄泻。见《名医别录》
陈仓米	味甘、淡，性平	又名陈廪米、陈米、大米、老米、红粟。储存年久的粳米	功效养胃，渗湿，除烦。主治病后脾胃虚弱，烦渴，泄泻，反胃，噤口痢。见《食性本草》
大麦	味甘、咸，性凉，入脾、胃经	又名倮麦、麦、牟麦、饭麦、赤膊麦等。禾本科植物大麦的果实	功效和胃，宽肠，利水。主治食滞泄泻，小便淋痛，水肿，烫火伤
小麦	味甘，性凉，入脾、心、肾经	牛科动物青羊的血液	功效养心，益肾，除热，止渴。主治脏躁，泄痢，痈肿，外伤出血，烫伤

陈皮入膳调百味
——新会陈皮药膳集萃

名称	性味归经	来源	功能与主治
荞麦	味甘，性凉，入脾、胃、大肠经	又名乌麦、花荞、甜荞、荞子。蓼科植物荞麦的种子	功效开胃宽肠，下气消积。主治绞肠痧，肠胃积滞，慢性泄泻，噤口痢疾，赤游丹毒，痈疽发背，瘰疬，烫火灼伤。见《备急千金要方·食治》
玉米	味甘，性平，入胃、大肠经	又名玉高粱、玉蜀黍、玉麦、玉蜀秫、包谷、玉黍、苞米等。禾本科植物玉蜀黍的种子	功效调中开胃，益肺宁心，利尿。主治高血压，消渴，咯血，鼻衄，肝炎。见《本草纲目》
玉米须	味甘，性平	又名玉麦须、玉蜀黍蕊、棒子毛。禾本科植物玉蜀黍的花柱	功效利尿，泄热，平肝，利胆。主治肾炎水肿，脚气，黄疸型肝炎，高血压，胆囊炎，胆结石，糖尿病，吐血，衄血，鼻渊，乳痈。见《四川中药志》
豌豆	味甘，性平	又名薛豆、鹦豆、寒豆、毕豆、雪豆。豆科植物豌豆的种子	功效和中下气，利小便，解疮毒。主治霍乱转筋，脚气，痈肿。见《绍兴校定证类本草》
蚕豆	味甘，性平，入脾、胃经	又名佛豆、胡豆、南豆、马齿豆、竖豆。豆科植物蚕豆的种子	功效健脾，利湿。主治膈食，水肿。见《救荒本草》
豇豆	味甘，性平，入脾、胃、肾经	又名饭豆、腰豆、长豆、裙带豆、浆豆等。豆科植物豇豆的种子	功效健脾补肾。主治脾胃虚弱，泻痢，吐逆，消渴，遗精，白带，白浊，小便频数。见《救荒本草》
白饭豆	味甘、淡，性平	又名云藊豆、四季豆、龙爪豆、唐豇、隐元豆。豆科植物杂豆的种子	功效滋养，解热，利尿，消肿。主治水肿，脚气病。见《陆川本草》
白豆	味甘、咸，性平	又名饭豆、眉豆、白目豆、甘豆。豆科植物饭豇豆的种子	功效调中益气，健脾益肾。见《孔真人食忌》

名称	性味归经	来源	功能与主治
黑大豆	味甘，性平，入脾、肾经	又名乌豆、黑豆、冬豆子。豆科植物大豆的黑色种子	功效活血，利水，祛风，解毒。主治水肿胀满，风毒脚气，黄疸浮肿，风痹筋挛，产后风痉，口噤，痈肿疮毒，解药毒。见《本草图经》
黄大豆	味甘，性平，入脾、大肠经	又名黄豆。豆科植物大豆的种皮黄色的种子	功效健脾宽中，润燥消水。主治疳积泻痢，腹胀赢瘦，妊娠中毒，疮痈肿毒，外伤出血
绿豆	味甘，性凉，入心、胃经	又名青小豆。豆科植物绿豆的种子	功效清热解毒，清暑，利水。主治暑热烦渴，水肿，泻痢，丹毒，痈肿，药毒。见《开宝本草》
红豆	味苦，性平，小毒	又名何氏红豆、鄂西红豆、江阴红豆。豆科植物红豆树的种子	功效理气活血，清热解毒。主治心胃气痛，疝气疼痛，血滞经闭，无名肿痛，疔疮。见《中华本草》
绿豆芽	味甘，性寒	又名豆芽菜。豆科植物绿豆的种子经罨后发出的嫩芽	功效清热疗疮，解酒毒。主治各种发热性疮疡肿痛。见《本草纲目》
黄豆芽	味甘，性寒	豆科植物大豆的黄色种子经浸泡后发出的嫩芽	功效利湿，清暑，通脉。主治暑湿，湿温，发热，身重，胸闷，湿痹，水肿
豆腐	味甘，性凉	豆科植物大豆种子的加工制成品	功效益气和中，生津润燥，清热解毒。主治赤眼，消渴，休息痢，解硫黄、烧酒毒。见《本草图经》
豆腐浆	味甘，性平	又名豆浆。豆科植物大豆种子制成的浆汁	功效补虚润燥，清肺化痰。主治虚劳咳嗽，痰火哮喘，便秘，淋浊。见《本草纲目拾遗》
龙须菜	味甘，性寒，无毒	又名海菜、线菜、发菜、竹简菜。江蓠科植物江蓠的藻体	功效除热，消炎，软坚，利尿。主治瘿瘤结气，小便不利。见《本草纲目》

名称	性味归经	来源	功能与主治
水芹	味甘、辛，性凉	又名水芹菜、野芹草、水英、楚葵。伞形科植物水芹的全草	功效清热，利水，止血，降压。主治暴热烦渴，水肿，黄疸，淋病，白带，乳糜尿，尿血，便血，高血压病。见《千金翼本草》
旱芹	味甘、苦，性凉	又名芹菜、香芹、药芹、兰鸭芹、蒲芹。伞形科植物旱芹的全草	功效平肝清热，祛风利湿。主治高血压病，眩晕头痛，风湿痹痛，神经痛，尿血，痈肿。见《履巉岩本草》
芥菜	味辛，性温，入肺、胃经	又名芥、大芥、皱叶芥、黄芥等。十字花科植物芥菜的嫩茎叶	功效利气豁痰，温中散寒。主治寒饮内盛，咳嗽痰滞，胸膈胀满。见《备急千金要方·食治》
苦菜	味苦，性寒，入心、脾、胃经	又名茶草、紫苦菜、野苦马、苣菜、老鸦苦菜。菊科植物苦苣荬的全草	功效清热，凉血，解毒。主治痢疾，黄疸，血淋，痔瘘，疔肿，蛇咬。见《神农本草经》
韭菜	味辛，性温，入肝、胃、肾经	又名草钟乳、起阳草、长生韭、壮阳草、扁菜。百合科植物韭的叶	功效温中，行气，散血，解毒。主治胸痹，噎膈，反胃，吐血，尿血，消渴，痔漏，跌打损伤，虫蝎螫伤。见《滇南本草》
荠菜	味甘，性平	又名护生草、鸡脚菜、枕头草等。十字花科植物荠菜的带根全草	功效和脾，利水，止血，明目。主治痢疾，水肿，淋病，便血。见《备急千金要方》
菘菜	味甘，性平	又名白菜、小白菜、夏菘、油白菜、江门白菜等。十字花科植物青菜的幼株	功效解热除烦，通理肠胃。主治肺热咳嗽，便秘，漆疮，丹毒。见《本草经集注》
菠菜	味甘，性凉	又名菠棱菜、赤根菜、波斯草、鼠根菜、角菜。藜科植物菠菜的带根全株	功效养血，止血，敛阴，润燥。主治衄血，便血，坏血病，消渴引饮，大便涩滞。见《履巉岩本草》

名称	性味归经	来源	功能与主治
蕨菜	味甘，性寒，入脾经	又名蕨、蕨萁、鳖脚、山凤尾、如意草。凤尾蕨科植物蕨的嫩叶	功效清热，滑肠，降气，化痰。主治食膈，气膈，肠风热毒。见《食经》
空心菜	味甘，性寒，入肠、胃经	又名瓮菜、空筒菜、蕹菜、藤藤菜、无心菜等。旋花科植物蕹菜的茎、叶	功效止血，利便，解毒，消肿。主治鼻衄，便血，痔疮，痈肿，蛇虫咬伤。见《本草纲目拾遗》
茼蒿	味辛、甘，性平，入脾、胃经	又名同蒿、蓬蒿、同蒿菜、蓬蒿菜、菊花菜。菊科植物茼蒿的茎叶	功效和脾胃，利二便，消痰饮。见《备急千金要方·食治》
番薯藤	味甘、涩，性微凉，无毒	又名红苕藤、番苕藤。旋花科植物番薯的茎叶	功效清热，解毒，止血。主治吐泻，便血，血崩，乳汁不通，痈疮。见《岭南采药录》
茄子	味甘，性凉，入脾、胃、大肠经	又名昆仑瓜、吊菜子、落苏、矮瓜、草鳖甲。茄科植物的果实	功效清热，止血，消肿，止痛。主治肠风下血，热毒疮痈，皮肤溃疡。见《本草拾遗》
萝卜	味辛、甘，性温，入肺、胃经	又名莱菔、紫菘、芦菔、紫花松、萝白。十字花科植物莱菔的新鲜根	功效消积滞，化痰热，下气，宽中，解毒。主治食积胀满，痰咳失音，吐血，衄血，消渴，痢疾。见《新修本草》
胡萝卜	味甘，性平，入肺、脾经	又名黄萝下、胡芦服、红萝卜、丁香萝卜、金笋。伞形科植物胡萝卜的根	功效健脾，化滞。主治消化不良，久痢，咳嗽。见《日用本草》
黄瓜	味甘，性凉	又名王瓜、刺瓜、胡瓜。葫芦科植物黄瓜的果实	功效清热，利水，解毒。主治烦渴，火眼，咽喉肿痛，烫伤烧伤。见《备急千金要方·食治》
南瓜	味甘，性温，入脾、胃经	又名麦瓜、番瓜、番南瓜、北瓜、窝瓜等。葫芦科植物南瓜的果实	功效补中益气，消炎止痛，解毒杀虫。见《滇南本草》

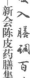

陈皮入膳调百味——新会陈皮药膳集萃

名称	性味归经	来源	功能与主治
南瓜子	味甘，性平	又名南瓜仁、白瓜子、金瓜米。葫芦科植物南瓜的种子	功效驱虫。主治绦虫、蛔虫，产后手足浮肿，百日咳，痔疮。见《现代实用中药》
冬瓜	味甘、淡，性凉，入肺、大小肠、膀胱经	又名白瓜、白冬瓜、枕瓜、东瓜、水芝等。葫芦科植物冬瓜的果实	功效利水，消痰，清热，解毒。主治水肿，胀满、脚气，咳喘，暑热，烦闷，泻痢。见《本草经集注》
冬瓜子	味甘，性凉	又名白瓜子、冬瓜仁、瓜子、瓜瓣。葫芦科植物冬瓜的种子	功效润肺，化痰，消痈，利水。主治痰热咳嗽，肺痈，淋病，水肿，脚气，痔疮，鼻面酒皶。见《新修本草》
丝瓜	味甘，性凉，入肝、胃经	又名天丝瓜、天罗瓜、天吊瓜、纯阳瓜、水瓜、洗锅罗瓜等。葫芦科植物丝瓜的鲜嫩果实或霜后干枯的成熟果实	功效清热、化痰、凉血、解毒。主治热病身热烦渴，痰喘咳嗽，肠风痔漏，崩带，血淋，疔疮，乳汁不通，痈肿。见《滇南本草》
地瓜	味甘，性凉	又名土瓜、凉瓜、凉薯、葛瓜、葛薯。豆科植物豆薯的块根	功效生津止渴。主治口渴症。见《中国药植志》
番薯	味甘，性平，入脾、肾经	又名番茄、土瓜、红苕、白薯、山芋等。旋花科植物番薯的块根	功效补中和血，益气生津，宽肠胃，通便秘。主治神倦食少，口渴便秘，湿热黄疸，飧泄，完谷不化。见《本草纲目拾遗》
番茄	味酸、甘，性微寒	又名西红柿、小金瓜、报喜三元、番李子、洋柿子、番柿。茄科植物番茄鹅新鲜果实	功能生津止渴，健胃消食。主治口渴，食欲不振，高血压、眼底出血。见《中华本草》
芋头	味甘、辛，性平，入肠、胃经	又名芋魁、芋根、土芝、芋奶、芋艿。天南星科植物芋的块茎	功效消瘰散结。主治瘰疬，肿毒，腹中痞块，牛皮癣，烫火伤。见《本草衍义》
苦瓜	味苦，性寒，入心、脾、胃经	又名癞葡萄、锦荔枝、红姑娘、凉瓜、癞瓜。葫芦科植物苦瓜的果实	功效清暑解热，明目，解毒。主治热病烦渴引饮，中暑，痢疾，火眼疼痛，丹毒，恶疮。见《滇南本草》

名称	性味归经	来源	功能与主治
王瓜	味甘，性寒，入心、肾经	又名土瓜、马雹儿、刀剥儿、马爬儿、公公须。葫芦科植物王瓜的果实	功效清热，生津，消瘀，通乳。主治消渴，黄疸，噎膈反胃，经闭，乳汁滞少，痈肿，慢性咽喉炎。见《神农本草经》
荸荠	味甘，性寒，入肺、胃经	又名水芋、乌芋、黑山棱、红慈菇、马薯等。莎草科植物荸荠的球茎	功效清热，化痰，消积。主治温病消渴，黄疸，热淋，痞积，目赤，咽喉肿痛，肺热咳嗽，矽肺，痔疮出血。见《日用本草》
莴苣	味苦、甘，性凉	又名莴菜、莴笋、千金菜、藤菜、莴苣菜。菊科植物莴苣的茎、叶	功效利五脏，通经脉。主治小便不利，尿血，乳汁不通。见《本草纲目》
竹笋	味甘，性寒	又名茅竹笋、毛笋。禾本科植物毛竹的苗	功效舒郁，升清，降浊，消痰，透毒。主治痰热咳嗽，小儿痘疹不出等。见《本草纲目拾遗》
落葵	味甘、酸，性寒	又名天葵、御葵、紫葵等。落葵科植物落葵的叶或全草	功效清热，滑肠，凉血，解毒。主治大便秘结，小便短涩，痢疾，便血。见《名医别录》
藕	味甘，性平，入心、脾、胃经	又名光旁、灵根。睡莲科植物的肥大根茎	功效生用清热解渴，凉血止血，散瘀醒酒；熟用健脾养胃，滋阴补血，生肌止泻。主治热病烦渴，吐血，衄血，热淋。见《神农本草经》
襄荷	味辛，性温	又名山姜、观音花、莲花姜。姜科植物襄荷的根茎	功效活血调经，镇咳祛痰。主治妇女月经不调，老年咳嗽，目赤。见《名医别录》
葱白	味辛，性温，入肺、胃经	又名葱茎白、葱白头。百合科植物葱的鳞茎	功效发表，通阳，解毒，消肿。主治风寒感冒，二便不通，虫积内阻，痢疾，痈肿。见《名医别录》

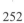

陈皮入膳调百味
——新会陈皮药膳集萃

名称	性味归经	来源	功能与主治
葱实	味辛，性温	又名葱子。百合科植物葱的种子	功效温肾，明目。主治阳痿，目眩。见《神农本草经》
大蒜	味辛，性温，入脾、胃、肺经	又名胡蒜、葫、独蒜、独头蒜。百合科植物大蒜的鳞茎	功效健胃，消滞积，解毒，杀虫。主治饮食积滞，脘腹冷痛，泻痢，百日咳，痈疽肿痛，癣疮及蛇咬伤。见《本草经集注》
小蒜	味辛，性温，入脾、胃经	又名卵蒜、茆蒜、蒜、夏蒜。百合科植物小蒜的鳞茎	功效温中下气，消谷，杀虫。主治吐泻，心腹胀痛，疔疮肿毒，毒虫咬伤
洋葱	味辛，性温	又名玉葱。百合科植物洋葱的鳞茎	主治创伤，溃疡，滴虫性阴道炎。见《药材学》
阳桃	味酸、甘，性寒	又名杨桃、三棱子、风鼓、鬼桃。酢浆草科植物阳桃的果实	功效清热，生津，利水，解毒。主治风热咳嗽，口渴，口腔糜烂，牙痛，尿路结石。见《本草纲目》
杏子	味酸、甘，性温	又名杏实。蔷薇科植物山杏、西伯利亚杏、东北杏或杏的果实	功效润肺定喘，生津止渴。见《本草图经》
李子	味甘、酸，性平，入肝、肾经	又名李实、嘉庆子。蔷薇科植物李的果实	功效清肝涤热，生津，利水。主治虚劳骨蒸，消渴，腹水。见《滇南本草》
芒果	味甘、酸，性凉	又名阉罗果、沙果梨。漆树科植物忙果的果实	功效益胃，止呕，解渴，利尿。见《岭南采药录》
苹果	味甘，性凉	又名柰子、平波、超凡子、天然子、频婆等。蔷薇科植物苹果的果实	功效补心益气，润肺除烦，生津止渴，解暑醒酒，开胃通便。对消化不良，气垂不通者，挤汁服之，可消食顺气。见《滇南本草》
枇杷	味甘、酸，性凉，入脾、肺，兼入肝经	又名卢橘。蔷薇科植物枇杷的果实	功效润燥清肺，宁嗽，止渴，和胃下气。主治肺痿咳嗽，吐血，衄血，烦渴，呕逆

名称	性味归经	来源	功能与主治
金橘	味辛、甘，性温	又名卢橘、山橘。芸香科植物金橘、金弹等的果实	功效理气，解郁，化痰，醒酒。主治胸闷郁结，伤酒口渴，食滞胃呆。见《本草纲目》
西瓜	味甘，性寒，入心、胃、膀胱经	又名寒瓜。葫芦科植物西瓜的果瓤	功效清热解暑，除烦止渴，利小便，解酒，止痢。主治暑热烦渴，热盛津伤，小便不利，喉痹，口疮，酒醉。见《日用本草》
荔枝	味甘、酸，性温	又名荔支、火山荔、丽枝、勒荔、丹荔等。无患子科植物荔枝的果实	功效生津止渴，补血止血，理气止痛。主治烦渴，呃逆，瘰疬，疔肿，牙痛，外伤出血。见《本草纲目拾遗》
香蕉	味苦，性寒	又名焦子、蕉蕉果。芭蕉科植物甘蕉果实	功效清热，润肠，解毒。主治热病烦渴，便秘，痔血。见《纲目拾遗》
柑	味甘、酸，性凉	又名金实、柑子、木奴、瑞金奴。芸香科植物茶枝柑、瓯柑等多种柑类的成熟果实	功效生津止渴，醒酒，利尿。主治胃热口渴，小便不利。脾胃虚寒者不可多食。见《本草拾遗》
橘	味甘、酸，性凉，入肺、胃经	又名黄橘、大红蜜橘、朱砂橘、赤蜜柑、大红袍等。芸香科植物橘及其栽培变种的成熟果实	功效开胃，理气，止渴，润肺。主治胸膈结气，呕逆，消渴。见《神农本草经》
橙子	味酸，性凉，入肺经	又名橙、黄橙、金橙、全球、鹄壳。芸香科植物香橙的果实	功效止呕恶，宽胸膈，消瘿，解酒，杀鱼、蟹毒。见《食性本草》
柚子	味甘、酸，性寒	又名气柑、文旦、朱奕、胡柑。芸香科植物柚果实	功效健脾消食，顺气化痰。主治胃病，消化不良，慢性咳嗽，痰多气喘。见《增补食物秘书》
柿子	味甘、涩，性寒，入心、肺、大肠经	又名朱果。柿科植物柿的果实	功效清热润肺，止渴生津。主治热渴，咳嗽，咽喉干痛，吐血，口疮。见《滇南本草图说》

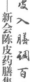

陈皮入膳调百味
——新会陈皮药膳集萃

名称	性味归经	来源	功能与主治
柠檬	味甘、酸，性平	又名宜母子、梨檬子、药果、柠果、檬子。芸香科植物黎檬或洋柠檬的果实	功效化痰，生津，祛暑，和胃。主治支气管炎，百日咳，维生素C缺乏症，中暑烦渴，食欲不振，对孕妇胃气不和、纳减、噫气等更为适宜。见《岭南采药录》
黄皮果	味酸，性平	又名黄皮子、黄弹子、金弹子。芸香科植物黄皮的果实	功效消食，化痰，理气。主治食积，胸膈满痛，痰饮咳喘。见《食物本草》
桃子	味甘、酸，性温	又名桃实。蔷薇科植物桃或山桃的成熟果实	功效生津，润肠，活血，消积。主治伤津口渴，肠燥便秘，瘀血作痛，积滞内停。见《日用本草》
波罗蜜	味甘、微酸，性平	又名婆那娑、天婆罗、树婆罗、牛肚子果。桑科植物木波罗的果实	功效生津止渴，醒酒，益气，助消化。见《本草纲目》
梨	味甘、微酸，性凉，入肺、胃经	又名快果、果宗、玉乳、蜜父。蔷薇科植物白梨、沙梨、秋子梨等栽培种的果实	功效生津止渴，润肺去燥，清热化痰，养血生肌，解酒毒。主治热病津伤烦渴，消渴，热咳，痰热惊狂，咽疼失音，眼赤肿痛，噎膈，便秘。见《名医别录》
猕猴桃	味甘、酸，性寒	又名猕猴梨、毛叶猕猴桃、狐狸桃、猴子梨、藤梨等。猕猴桃科植物猕猴桃的果实	功效调中理气，生津润燥，解热除烦，通淋。主治脘腹胀满，烦热，消渴，黄疸，石淋，痔疮。见《开宝本草》
葡萄	味甘、酸，性平，入肺、脾、肾经	又名山葫芦、草龙珠，释名"蒲桃"。葡萄科植物葡萄的果实	功效补气血，强筋骨，利小便。主治气血虚弱，肺虚咳嗽，心悸盗汗，风湿痹痛，淋症，浮肿。见《神农本草经》
樱桃	味甘，性温	又名含桃、荆桃、朱樱、朱果、家樱桃等。蔷薇科植物樱桃的果实	功效益气，祛风湿。主治瘫痪，四肢不仁，风湿腰腿疼痛，冻疮。见《名医别录》

名称	性味归经	来源	功能与主治
番木瓜	味酸、苦、涩，性平	又名石瓜、万寿果、木冬瓜。番木瓜科植物番木瓜果实	功效利气，利二便。主治胃痛，痢疾，二便不畅，烂脚。见《食物本草》
椰子浆	味甘，性温，无毒	又名椰酒。棕榈科植物椰子胚乳中的浆液	功效补虚，清暑，生津止渴，利尿，杀虫。主治消渴，吐血，水肿，外感风热及姜片虫病。见《海药本草》
椰子瓤	味甘，性平，无毒	棕榈科植物椰子的胚乳（椰肉）	功效益气，祛风，杀虫。主治小儿疳积青瘦以及姜片虫、绦虫等病。见《本草衍义》
甘蔗	味甘，性寒，入肺、胃经	又名薯蔗、干蔗、接肠草、竿蔗、糖梗。禾本科植物甘蔗的茎秆	功效清热生津，下气和中，润燥通便，消痰止渴，解酒毒。主治热病津伤，心烦口渴，食滞不化，反胃呕吐，肺燥咳嗽，大便燥结。见《名医别录》
无花果	味甘，性平，入肺、脾、胃、大肠经	又名天生子、蜜果、文仙果。桑科植物无花果的花托	功效健胃，清肠，消肿，解毒。主治肠炎，痢疾，便秘，痔疮，咽喉肿痛，食欲不振，咳嗽痰多。见《救荒本草》
栗子	味甘，性温，入脾、胃、肾经	又名板栗、栗果、大栗、撰子、掩子等。壳斗科植物栗的种仁	功效养胃健脾，补肾强筋，活血止血。主治反胃，泄泻，腰脚软弱，吐血，衄血，便血，金疮，外伤肿痛，瘰疬。见《备急千金要方·食治》
花生	味甘，性平，入脾、肺经	又名落花生、落花参、长生果、落地松、番果。豆科植物落花生的种子	功效润肺，和胃。主治燥咳，反胃，脚气，乳妇奶少。见《滇南本草图说》
榛子	味甘，性平	又名榧子、平榛、山反栗。桦木科植物榛的种仁	功效调中，开胃，明目，肥白人，益气力，令人不饥，健行。主治病后体虚，食少疲乏。见《日华子本草》

名称	性味归经	来源	功能与主治
木耳	味甘，性平，入胃、大肠经	又名檽、树鸡、黑木耳、木蛾。木耳科植物木耳的子实体	功效凉血，止血，补气耐饥。主治肠风下血，血痢，血淋，崩漏，高血压病。见《神农本草经》
白木耳	味甘、淡，性平	又名白耳子。银耳科植物银耳子实体	功效滋阴，润肺，养胃，生津。主治虚劳咳嗽，虚热口渴。见《本草再新》
香菇	味甘，性平，入胃、肝经	又名香信、香蕈。侧耳科植物香蕈的子实体	功效益胃气，托痘疹。能预防佝偻病，并治疗贫血。见《日用本草》
鸡	味甘，性平，入脾、胃、肾经	雉科动物鸡的肉	功效益气，填精，补髓，温中。主治久病体虚，消瘦无力，食欲不振，腹泻下痢，小便频数，崩漏带下，产后乳少。见《神农本草经》
乌骨鸡	味甘，性平，入肝、肾经	又名乌鸡、药鸡、武山鸡、黑脚鸡、竹丝鸡。雉科动物乌骨鸡的肉或除去内脏的全体	功效补肝益肾，养阴退热。主治遗精，滑精，久泻，久痢，消渴，赤白带下，阴虚发热。见《本草纲目》
凤凰衣	味淡，性平，入肺经	又名凤凰退。鸡科动物鸡的卵壳内膜	功效养阴，清肺。主治肺虚久咳，咽痛失音，瘰疬结核，溃疡不敛。见《名医别录》
鸡蛋清	味甘，性凉，入肺、脾经	又名鸡子白、鸡卵白。雉科动物家鸡的蛋白	功效润肺利咽，清热解毒。主治咽痛，目赤，咳嗽，痈肿热痛。见《本草经集注》
白鸭肉	味甘、咸，性平，入胃、大肠经	又名鹜肉。鸭科动物家鸭的肉	功效滋阴养胃，利水消肿。主治阴虚发热，虚劳骨蒸，咳嗽，水肿。见《名医别录》
凫肉	味甘，性凉，入胃经	鸭科动物绿头鸭的肉	功效补中益气，消食和胃，利水，解毒。主治病后体虚，食欲不振，热毒疮疖，水肿。见《食疗本草》

名称	性味归经	来源	功能与主治
鸭血	味咸，性寒，入肝经	鸭科动物鸭的血	功效清热解毒，止痉。主治痢疾，中风，劳伤吐血。见《本草经集注》
鸭卵	味甘，性凉，入肺、小肠经	又名鸭子、鸭蛋。鸭科动物鸭的卵	功效滋阴，清肺。主治咳嗽，喉痛，齿痛，泄痢。见《本草经集注》
鹅肉	味甘，性平，入胃经	鸭科动物鹅的肉	功效止渴，益气，解毒。主治消渴，脏腑内热
鹅血	味咸，性平，入胃经	鸭科动物鹅的血	功效解毒。主治噎膈，反胃，药物中毒。见《神农本草经集注》
鸽子肉	味咸，性平，入肝经	又名鹁鸽。鸠鸽科动物家鸽的肉	功效益气解毒，祛风止痛，调经和血。主治麻疹，猩红热，恶疮，疥癣，血虚经闭，久病体虚。见《嘉祐补注本草》
鹌鹑	味甘，性平，入脾、大肠经	雉科动物鹌鹑的肉	功效益气，健骨，止泻，止痢，止咳。主治久病体弱，小儿疳积，脾虚泄泻，百日咳。见《嘉祐补注本草》
猪肉	味甘、咸，性平	又名豕肉、稀肉、豚肉、彘肉等。猪科动物猪的肉	功效滋阴，润燥，补肾，养血。主治热病伤津，消渴，羸瘦，燥咳，便秘。见《本草经集注》
猪胆	味苦，性寒，入肝、胆、肺、大肠经	猪科动物猪的胆汁	功效清热，润燥，解毒。主治热病里热燥渴，便秘，黄疸，百日咳，哮喘，泄泻，痢疾，目赤，喉痹，聤耳，痈疽疔疮。见《名医别录》
猪蹄	味甘、咸，性平	又名猪四足。猪科动物猪的足蹄	功效补血，通乳，托疮。主治妇人乳少，痈疽，疮毒。见《备急千金要方.食治》

名称	性味归经	来源	功能与主治
牛肉	味甘，性平，入脾、胃经	牛科动物黄牛或水牛的肉	功效补脾胃，益气血，强筋骨。主治虚损羸瘦，消渴，脾弱不运，痞积，水肿，腰膝酸软。见《饮膳正要》
牛乳	味甘，性平，入心、肺经	牛科动物黄牛或水牛的乳汁	功效补虚损，益肺肾，生津润肠。主治虚弱劳损，反胃噎膈，消渴，便秘。见《备急千金要方·食治》
牛髓	味甘，性温，无毒，入心、脾经	牛科动物黄牛或水牛的骨髓	功效润肺，补肾，填髓。主治虚痨羸瘦，精血亏损，泻痢，消渴，跌打损伤，手足皲裂。见《饮膳正要》
山羊肉	味甘，性热。入肾经	又名青羊肉、野羊肉、斑羚肉。牛科动物青羊的肉	功效补虚助阳。主治跌打损伤，筋骨疼痛，吐血，衄血，便血，尿血，痈肿。见《本草汇言》
羊肉	味甘，性温	牛科动物山羊或绵羊的肉	功效益气补虚，温中暖上。主治虚劳羸瘦，腰膝酸软，产后虚冷，腹痛，寒疝，中虚反胃。见《本草经集注》
羊血	味咸，性平，无毒	牛科动物山羊或绵羊的血液	功效止血，祛瘀。主治吐血，衄血，肠风痔血，妇女崩漏，产后血晕，外伤出血，跌打损伤。见《新修本草》
羊乳	味甘，性温	牛科动物山羊或绵羊的乳	功效温润补虚。主治虚劳羸弱，消渴，反胃，哕逆，口疮。见《本草经集注》
马心	味甘，性平，入心、肝经	马科动物马的心脏	功效养心安神。主治头昏多忘，癫痫。见《名医别录》
马肉	味甘、酸，性寒，入肝、肾经	马科动物马的肉	功效除热下气，长筋骨，强腰膝，补肝肾。主治筋骨虚弱，腰腿沉重，寒热痿痹。见《名医别录》

名称	性味归经	来源	功能与主治
驴肉	味甘、酸，性平	马科动物驴的肉	功效补血，益气。主治劳损，风眩，心烦。见《备急千金要方·食治》
驴乳	味甘，性寒	马科动物驴的乳汁	主治消渴，黄疸，小儿惊痫。见《备急千金要方·食治》
驴阴茎	味甘、咸，性温	又名驴鞭、驴三件、驴肾。马科动物驴的雄性外生殖器	功效益肾强筋。主治阳痿，筋骨酸软，骨结核，骨髓炎，气血虚亏，妇女乳汁不足。见《本草纲目》
兔肉	味甘，性凉，入肝、大肠经	兔科动物蒙古兔、东北兔、高原兔、华南兔、家兔等的肉	功效补中益气，凉血解毒。主治消渴羸瘦，胃热呕吐，便血。见《名医别录》
兔肝	味甘、苦、咸，性寒	兔科动物蒙古兔或家兔等的肝	功效补肝，明目。主治肝虚眩晕，目暗昏糊，目翳，目痛。见《名医别录》
狗肉	味咸，性温	犬科动物狗的肉	功效补中益气，温肾助阳。主治脾肾气虚，胸腹胀满，鼓胀，浮肿，腰膝软弱，寒疟，败疮久不收敛。见《名医别录》
狗阴茎	味咸，性温	又名狗精、狗阴、牡狗阴茎、黄狗肾、狗鞭。犬科动物狗的雄性外生殖器	功效补命门，暖冲任。主治男子阳痿，女子带下。见《神农本草经》
骆驼肉	味甘，性温	又名驰肉、驼驼肉、橐驼肉。驼科动物双峰驼的肉	功效益气血，壮筋骨，除风痹。适用于顽麻风痹，肌肤紧急，恶疮肿毒，羸瘦乏力。见《日华子本草》
鹿肉	味甘，性温	鹿科动物梅花鹿或马鹿的肉	功效补五脏，调血脉。主治虚劳羸瘦，产后无乳。见《名医别录》
鹿血	味咸，性热	鹿科动物梅花鹿或马鹿的血液	功效补虚，和血。主治虚损腰痛，心悸，失眠，肺痿，吐血，崩中，带下。见《备急千金要方·食治》

陈皮入膳调百味
——新会陈皮药膳集萃

名称	性味归经	来源	功能与主治
鹿肾	味甘、咸，性温	又名鹿茎筋、鹿鞭、鹿阴茎、鹿冲、鹿冲肾等。鹿科动物梅花鹿或马鹿雄性的外生殖器	功效补肾，壮阳，益精。主治劳损，腰膝酸痛，肾虚耳聋，耳鸣，阳痿，宫冷不孕。见《名医别录》
白鱼	味甘，性平，入肺、胃、肝经	又名翘嘴巴、鳇鱼、跃鱼、翘嘴鳇、翘壳。鲤科动物翘嘴红鲌的肉	功效健脾，利水，消食。主治脾虚泄泻，水肿。见《开宝本草》
比目鱼	味甘、咸，性平	又名牙鲆、偏口、左口，鞋底鱼。鲆科动物牙鲆的肉	功效补虚，解毒。主治体虚乏力，食鲀鱼中毒，腹痛吐泻。见《食疗本草》
黄花鱼	味甘，性平，入胃、肾经	又名石首鱼、黄鱼、石头鱼、黄瓜鱼。石首鱼科动物大黄鱼或小黄鱼的肉	功效明目，填精，开胃，益气。主治食少体虚，两目昏花。见《食性本草》
石鲐鱼	味甘，性平	又名桃花鱼、双尾鱼、宽鳍鱊鱼、鳃鱼。鲤科动物宽鳍鱊鱼的全体	功效解毒，杀虫。主治疥癣。见《本草拾遗》
花鱼	味甘，性平	又名青脬、鲈鲤、江鲤。鲤科动物秉氏鲈鲤的肉	功效祛痰，镇静，止血。主治急、慢性支气管炎，癫痫，失眠症，胃溃疡呕血，衄血，咯血，月经过多。见《滇南本草》
杜父鱼	味甘，性温	又名四鳃鲈、渡父鱼、伏会鱼、船碇鱼、松江鲈。杜父鱼科动物松江鲈鱼的肉	功效健脾益气，滋补肝肾，安胎。主治胃脘作痛，脾虚泄泻，消化不良，小儿疳积，胎动不安，小儿睾丸发育不良。见《本草拾遗》
青鱼	味甘，性平，入肝、胃经	又名乌鲭，青鲩、黑鲩、铜青、青棒。鲤科动物青鱼的肉	功效益气，化湿，和中，养肝明目。主治气虚体弱，湿痹，两目干涩、昏花。见《本草经集注》
鲂鱼	味甘，性平，入胃经	又名三角鳊、平胸鳊、鳊鱼、法罗鱼。鲤科动物三角鲂的肉	功效补脾胃，助肺气。主治脾虚食少，消化不良。见《食疗本草》

名称	性味归经	来源	功能与主治
鲈鱼	味甘，性平	又名花鲈、鲈板、鲈子鱼、花寨。真鲈科动物鲈鱼的肉	功效补肝肾，益脾胃，安胎，利水。主治肝肾不足，腰腿酸软，妊娠水肿。见《食疗本草》
鲇鱼	味甘，性温	又名鳀鱼、鲶、黏鱼。鲇科动物鲇鱼的全体或肉	功效补虚损，美颜色，利小便，通乳汁。主治虚损不足，小便不利，水气浮肿，乳汁不多。鱼卵有毒，宜长时间烧煮。见《名医别录》
鲟鱼	味甘，性平，入肺、肝经	又名鲟鲔、尉鱼、仲明鱼、鳣鱼、乞里麻鱼。鲟科动物中华鲟的肉	功效益气补虚，通淋，活血。主治体弱，血淋。见《本草拾遗》
大马哈鱼	味甘，性微温，入脾、胃经	又名大马哈、大发哈、孤东鱼、秋鲑。鲑科动物大麻哈鱼的肉	功效补虚，健胃，利水。主治虚劳羸瘦，消化不良，水肿。见《中华本草》
鲢鱼	味甘，性温，入脾、肺经	又名鲢子、白鲢、白脚鲢、洋胖子。鲤科动物鲢鱼的肉	功效暖胃，补气，润泽皮肤。主治体质虚弱，胃寒作痛，皮肤粗糙。见《本草纲目》
鲤鱼	味甘，性平，入脾、肾经	又名鲤子、鲤拐子、赤鲤鱼。鲤科动物鲤鱼的肉	功效利水，消肿，下气，止渴，通乳。主治水肿胀满，黄疸，咳嗽气逆，胎气不安，乳汁不通。见《神农本草经》
鲫鱼	味甘，性平，入脾、肺经	又名三黎、三来、瘟鱼。鲱科动物鲫鱼的肉或全体	功效补虚，温中，和胃。主治虚劳，脾胃虚弱，食欲不振。见《食疗本草》
鲦鱼	味甘，性温，入脾、胃、心经	又名白鲦、白漂子、青鳞子。鲤科动物鲦鱼的肉	功效温胃，益气，止泻。主治脾胃虚寒，冷泻等。见《本草纲目》
鲩鱼	味甘，性温，入脾、胃经	又名暖鱼、混子、草鱼、草根。鲤科动物草鱼的肉	功效暖胃和中，平肝，祛风。主治胃寒腹痛，肝风头痛，风湿痹痛，疟疾。见《本草拾遗》

陈皮入膳调百味
——新会陈皮药膳集萃

262

名称	性味归经	来源	功能与主治
鲫鱼	味甘，性平，入脾、胃、大肠经	又名鲋。鲤科动物鲫鱼的肉	功效健脾，利湿。主治脾胃虚弱，食少乏力，水肿，小便不畅，痢疾，便血，肿疡。见《名医别录》
鲮鱼	味甘，性平	又名雪鲮、鲮鱼、土铃鱼。鲤科动物鲮鱼的肉	功效滑利肌肉，通小便。主治膀胱结热，黄疸，水鼓。见《食物本草》
鲳鱼	味甘，性平	又名鲳鳊、昌侯鱼、镜鱼、平鱼、白昌、叉片鱼。鲳鱼科动物银鲳的肉	功效益气，补血，养胃，充精。主治脾虚泄泻，消化不良，筋骨酸痛，四肢麻木，精血亏损，失眠健忘。见《本草拾遗》
鲻鱼	味甘，性平	又名子鱼、白眼、棱鱼、犬鱼。鲻科动物鲻鱼的肉	功效补五脏，益筋骨，助气力，开胃，令人肥健。与百药无忌。主治脾虚泄泻，消化不良，疳积，贫血。见《开宝本草》
鳙鱼	味甘，性温，入胃经	又名皂鲢、黑包头鱼、胖头鱼、黑鲢、花鲢。鲤科动物鱼的肉	功效暖胃，益髓，祛头眩。主治风寒头痛，脾胃虚寒，食少乏力，肾虚下寒，高血压病，老年痰喘。见《本草拾遗》
鳜鱼	味甘，性平，入脾、胃经	又名小豚、红桂鱼、桂鱼、鳟鱼、鳌花鱼。鳍科动物鳜鱼的肉	功效益脾胃，养气血，补虚劳，令人肥健。主治脾胃虚弱，虚劳羸瘦，饮食不消。见《开宝本草》
鳝鱼	味甘，性温，入肝、脾、肾经	又名姐鱼、海蛇、黄鳝。鳝科动物黄鳝的肉或全体	功效补虚助力，祛风湿，强筋骨。主治劳伤，产后血虚，恶露淋沥，风寒湿痹，阳痿，早泄。见《雷公炮炙论》
带鱼	味甘，性温	又名刀鱼、鞭鱼、刀带、牙带。带鱼科动物小带鱼或沙带鱼的肉	功效滋补强壮，和中开胃，润泽皮肤。见《本草从新》

名称	性味归经	来源	功能与主治
银鱼	味甘，性平，入脾、胃经	又名绘残鱼、银条鱼、面条鱼、大银鱼。银鱼科动物银鱼的全体	功效宽中，健胃，补虚，利水。主治脘腹胀满，食少便溏，水肿。见《本草纲目》
泥鳅	味甘，性平，入脾、肺经	又名鳅鱼、和鳅。鳅科动物泥鳅的肉或全体	功效补中，祛湿，醒酒，止渴，壮阳。主治消渴，阳痿，黄疸，皮肤湿疹。见《滇南本草》
禾虫	味甘，性温	又名沙虫、沙蚕、海蚯蚓。沙蚕科动物疣吻沙蚕的全体	功效补脾胃，益气血，利水消肿。主治脾胃虚弱，泄泻，贫血，水肿。见《中华本草》
青虾	味甘，性温	又名日本沼虾、河虾。长臂虾科动物青虾等多种淡水虾的全体	功效补肾壮阳，通乳，解毒。主治阳痿，乳汁不足，丹毒，痈疽。见《本草纲目》
海虾	味甘、咸，性温，入肺、脾、心、肾、肝经	又名大红虾。对虾科动物对虾或龙虾科动物锦绣龙虾等海产虾的肉或全体	功效补肾壮阳，开胃，化痰。主治肾虚阳痿，半身不遂，筋骨疼痛，风瘙身痒，头疮，龋齿。见《本草纲目》
蟹	味咸，性寒，入肝、胃经	又名螃蟹、毛蟹、方海、稻蟹、横行介士。方蟹料动物中华绒螯蟹的肉	功效清热，散结，养筋，活血，益气。主治心胸烦热，筋骨折伤，产后恶露不行。各种出血症忌食，忌与柿、荆芥同食。孕妇忌用。见《神农本草经》
鱼鳔	味甘，性平，入肾经	又名鱼白、鱼胗、白鳔、鱼肚。石首鱼科动物大黄鱼、小黄鱼或鲟科动物中华鲟、鳇鱼等的鱼鳔	功效益精补肾，濡养筋脉，散瘀消肿，止血，抗癌。主治肝肾两虚，手足颤抖，滑精阳痿，产后风痉，破伤风，吐血，崩漏，痔疮。见《本草纲目》
海蜇	味咸，性平，入肝、肾经	又名水母、樗蒲鱼、海蛇、水母群。海蜇科动物海蜇的口腕部	功效化痰，清热，消积，散满，润肠通便，平喘，止咳。主治痰热咳嗽，哮喘，痞积胀满，大便燥结，泻痢，带浊及醉酒。见《食物本草会纂》

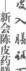

陈皮入膳调百味
——新会陈皮药膳集萃

名称	性味归经	来源	功能与主治
海鳗	味甘，性平	又名海鳗鲡、狗头鱼、狼牙鳝、尖嘴鳗。海鳗科动物海鳗的肉	主治皮肤恶疮、痔瘘。见《日华子本草》
海螺	味甘，性凉	又名假猪螺、顶头螺、海窝窝。骨螺科动物红螺或其他海产螺类的新鲜肉	功效解热，明目。主治肝热目赤，心腹热痛。见《本草拾遗》
田螺	味甘、咸，性寒，入膀胱、脾、胃、肝经	又名田中螺、黄螺。田螺科动物中国圆田螺或同属动物的全体	功效清热，利水。主治热结小便不利，黄疸，消渴，水肿，目赤肿痛，痔疮下血。见《药性论》
螺蛳	味甘，性寒，入膀胱经	又名蜗篱、师螺、蜗蠃、蜗螺牛。田螺科动物方形环棱螺或其他同属动物的全体	功效清热，利水，明目，止渴，解酒毒。主治黄疸，水肿，淋浊，目赤翳障，消渴，瘰疬。见《本草纲目》
蚌肉	味甘、咸，性寒，入肝、肾经	又名河歪、河蛤蜊。蚌科动物背角无齿蚌、褶纹冠蚌或三角帆蚌等蚌类的肉	功效清热，解毒，明目，滋阴，息风，解酒。主治烦热，消渴，目赤，湿疹，痔瘘，血崩，带下。见《食疗本草》
蚬肉	味甘、咸，性寒	又名黄蚬、蚬子、金蚶蚬。蚬科动物河蚬或闪蚬的肉	功效清热，解毒，利湿，利胆退黄。主治湿热黄疸，疔疮肿毒，消渴。见《新修本草》
蛏肉	味甘、咸，性寒，入肾、肝经	又名蛏肠。竹蛏科动物缢蛏的肉	功效补虚，清热，除烦。主治产后虚损，烦热口渴，湿热水肿，热痢。见《食疗本草》
蛤蜊	味甘、咸，性大寒，无毒，入胃经	又名沙蛤、沙蜊、吹潮。蛤蜊科动物四角蛤蜊或中国蛤蜊等的肉	功效滋阴，补血，利水，化痰，软坚，润五脏，止渴，解酒毒。主治阴虚低热，贫血，水肿，小便不利，痰积，瘿瘤。见《本草经集注》

名称	性味归经	来源	功能与主治
干贝	味甘、咸，微温	又名江瑶柱，扇贝柱。扇贝科动物栉孔扇贝、华贵栉孔扇贝和花鹊栉孔扇贝的闭壳肌	功效滋阴，养血，补肾，调中。主治消渴，肾虚尿频，食欲不振。见《中华本草》
鳖	味甘，性平，入肝经	又名团鱼、甲鱼。鳖科动物中华鳖的肉	功效补中益气，滋阴，凉血。主治中气不足，虚劳发热，崩漏，带下，久痢，脱肛，久疟不解，脚气，瘰疬。见《名医别录》
乌龟	味咸、甘，性平，入肺、大肠经	又名水龟、草龟、元绪、金龟。龟科动物乌龟的肉	功效益阴，补血。主治虚劳发热，久嗽咯血，肠风痔血，四肢拘挛，老人多尿。见《名医别录》
乌贼	味咸，性平	又名墨鱼、墨斗鱼、乌鲗。乌鲗科动物无针乌鲗或金乌鲗等的肉	功效益气，养血。主治血虚经闭，崩漏，为治血症要品。见《名医别录》
乌鱼蛋	味咸，性平	名乌贼鱼卵。乌鲗科动物无针乌鲗或金乌鲗等的产卵腺	功效补肾填精，开胃，利水。熟食补肾气，养精血。主治肾虚遗精，滑精。见《药性考》
海带	味咸，性寒	又名海马蔺、海草。大叶藻科植物大叶藻的全草	功效软坚化痰，利水泄热。主治瘿瘤结节，癥瘕，水肿，脚气。见《嘉祐本草》
海藻	味苦、咸，性寒，入肺、脾、肾经	又名落首、海萝、乌菜、海带花。马尾藻科植物羊栖菜或骸簕子的全草	功效软坚，消痰，利水，泄热。主治瘰疬，瘿瘤，积聚，水肿，脚气，睾丸肿痛。见《神农本草经》
淡菜	味咸，性温，入肝、肾经	又名海蜌、红蛤、珠菜、壳菜。贻贝科动物翡翠贻贝和其他贻贝类的干燥软体	功效补阴，养血，益气、填精，散结，止痢。主治虚劳羸瘦，盗汗，阳痿，腰痛膝软，吐血，崩漏，久痢，瘿瘤。见《嘉祐本草》

陈皮入膳调百味
——新会陈皮药膳集萃

名称	性味归经	来源	功能与主治
紫菜	味甘、咸，性寒	又名索菜、子菜、紫葽、子英、红毛菜科植物甘紫菜叶状体	功效化痰软坚，清热利尿。主治瘿瘤，脚气，水肿，淋症。见《本草经集注》
海参	味咸，性温	又名沙喙、海鼠。刺参科动物刺参或其他种海参的全体	功效补肾，益精，养血，润燥。主治精血亏损，体弱，遗精，阳痿，小便频数，肠燥便秘。见《本草从新》
鲍鱼	味甘、咸，性温	又名鳆鱼、石决明肉、镜面鱼、明目鱼。鲍科动物九孔鲍或盘大鲍的肉	功效补肝肾，益精，明目，除虚热。主治咳嗽，劳热，骨蒸，青盲内障，淋浊，带下，崩漏，黄疸。见《本草经集注》
鲛鱼翅	味甘，性平	又名鲛鲨翅、沙鱼翅、金丝菜。皱唇鲨科动物白斑星鲨或其他鲨鱼的鳍	功效益气，开胃，补虚。主治气虚，血虚，胃纳不佳，鱼积
燕窝	味甘，性平，入脾、肺经	又名燕窝菜、燕蔬菜、燕菜、燕根。雨燕科动物金丝燕及多种同属燕类用唾液或唾液与绒羽等混合凝结所筑成的巢窝	功效滋阴润燥，补气和中，化痰止咳。主治久病体虚，虚损劳瘵，肺虚咳喘，吐血，咯血，久痢，久疟。见《本经逢原》

附录二 药食同源中药的作用简介

名称	性味归经	来源	功能与主治
紫苏	辛，温。归肺、脾经	唇形科植物紫苏的干燥叶（或带嫩枝）	解表散寒，行气和胃。用于风寒感冒，咳嗽呕恶，妊娠呕吐，鱼蟹中毒
生姜	辛，微温。归肺、脾、胃经	姜科植物姜的新鲜根茎	解表散寒，温中止呕，化痰止咳，解鱼蟹毒。用于风寒感冒，胃寒呕吐，寒痰咳嗽，鱼蟹中毒
香薷	辛，微温。归肺、胃经	唇形科植物石香薷或江香薷的干燥地上部分	发汗解表，化湿和中。用于暑湿感冒，恶寒发热，头痛无汗，腹痛吐泻，水肿，小便不利
白芷	辛，温。归胃、大肠、肺经	伞形科植物白芷或杭白芷的干燥根	解表散寒，祛风止痛，宣通鼻窍，燥湿止带，消肿排脓。用于感冒头痛，眉棱骨痛，鼻塞流涕，鼻衄，鼻渊，牙痛，带下，疮疡肿痛
芫荽	辛，温。归肺、胃经	伞形科一年生草本植物芫荽的全草	发表透疹，开胃消食。用于麻疹不透，胃寒食滞
薄荷	辛，凉。归肺、肝经	唇形科植物薄荷的干燥地上部分	疏散风热，清利头目，利咽，透疹，疏肝行气。用于风热感冒，风温初起，头痛，目赤，喉痹，口疮，风疹，麻疹，胸胁胀闷
桑叶	甘、苦，寒。归肺、肝经	桑科植物桑的干燥叶	疏散风热，清肺润燥，清肝明目。用于风热感冒，肺热燥咳，头晕头痛，目赤昏花
菊花	甘、苦，微寒。归肺、肝经	菊科植物菊的干燥头状花序	散风清热，平肝明目，清热解毒。用于风热感冒，头痛眩晕，目赤肿痛，眼目昏花，疮痈肿毒

陈皮入膳调百味
——新会陈皮药膳集萃

名称	性味归经	来源	功能与主治
葛根	甘、辛，凉。归脾、胃、肺经	豆科植物野葛的干燥根	解肌退热，生津止渴，透疹，升阳止泻，通经活络，解酒毒。用于外感发热头痛，项背强痛，口渴，消渴，麻疹不透，热痢，泄泻，眩晕头痛，中风偏瘫，胸痹心痛，酒毒伤中
粉葛	甘、辛，凉。归脾、胃经	豆科植物甘葛藤的干燥根	解肌退热，生津止渴，透疹，升阳止泻，通经活络，解酒毒。用于外感发热头痛，项背强痛，口渴，消渴，麻疹不透，热痢，泄泻，眩晕头痛，中风偏瘫，胸痹心痛，酒毒伤中
淡豆豉	苦、辛，凉。归肺、胃经	豆科植物大豆的干燥成熟种子（黑豆）的发酵加工品	解表，除烦，宣发郁热。用于感冒，寒热头痛，烦躁胸闷，虚烦不眠
淡竹叶	甘、淡，寒。归心、胃、小肠经	禾本科植物淡竹叶的干燥茎叶	清热泻火，除烦止渴，利尿通淋。用于热病烦渴，小便短赤涩痛，口舌生疮
鲜芦根	甘，寒。归肺、胃经	禾本科植物芦苇的新鲜或干燥根茎	清热泻火，生津止渴，除烦，止呕，利尿。用于热病烦渴，肺热咳嗽，肺痈吐脓，胃热呕哕，热淋涩痛
夏枯草	辛、苦，寒。归肝、胆经	唇形科植物夏枯草的干燥果穗	清肝泻火，明目，散结消肿。用于目赤肿痛，目珠夜痛，头痛眩晕，瘰疬，瘿瘤，乳痈，乳癖，乳房胀痛
决明子	甘、苦、咸，微寒。归肝、大肠经	豆科植物钝叶决明或决明（小决明）的干燥成熟种子	清热明目，润肠通便。用于目赤涩痛，羞明多泪，头痛眩晕，目暗不明，大便秘结
金银花	甘，寒。归肺、心、胃经	忍冬科植物忍冬的干燥花蕾或带初开的花	清热解毒，疏散风热。用于痈肿疔疮，喉痹，丹毒，热毒血痢，风热感冒，温病发热

名称	性味归经	来源	功能与主治
山银花	甘，寒。归肺、心、胃经	忍冬科植物灰毡毛忍冬、红腺忍冬、华南忍冬或黄褐毛忍冬的干燥花蕾或带初开的花	清热解毒，疏散风热。用于痈肿疔疮，喉痹，丹毒，热毒血痢，风热感冒，温病发热
栀子	苦，寒。归心、肺、三焦经	茜草科植物栀子的干燥成熟果实	泻火除烦，清热利湿，凉血解毒；外用消肿止痛。用于热病心烦，湿热黄疸，淋证涩痛，血热吐衄，目赤肿痛，火毒疮疡；外治扭挫伤痛
青果	甘、酸，平。归肺、胃经	橄榄科植物橄榄的干燥成熟果实	清热解毒，利咽，生津。用于咽喉肿痛，咳嗽痰黏，烦热口渴，鱼蟹中毒
鱼腥草	辛，微寒。归肺经	三白草科植物蕺菜的新鲜全草或干燥地上部分	清热解毒，消痈排脓，利尿通淋。用于肺痈吐脓，痰热喘咳，热痢，热淋，痈肿疮毒
马齿苋	酸，寒。归肝、大肠经	马齿苋科植物马齿苋的干燥地上部分	清热解毒，凉血止血，止痢。用于热毒血痢，痈肿疔疮，湿疹，丹毒，蛇虫咬伤，便血，痔血，崩漏下血
蒲公英	苦、甘，寒。归肝、胃经	菊科植物蒲公英碱地蒲公英或同属数种植物的干燥全草	清热解毒，消肿散结，利尿通淋。用于疔疮肿毒，乳痈，瘰疬，目赤，咽痛，肺痈，肠痈，湿热黄疸，热淋涩痛
胖大海	甘，寒。归肺、大肠经	梧桐科植物胖大海的干燥成熟种子	清热润肺，利咽开音，润肠通便。用于肺热声哑，干咳无痰，咽喉干痛，热结便闭，头痛目赤
菊苣	微苦、咸，凉。归肝、胆、胃经	菊科植物毛菊苣或菊苣的干燥地上部分或根	清肝利胆，健胃消食，利尿消肿。用于湿热黄疸，胃痛食少，水肿尿少
余甘子	甘、酸、涩、凉。归肺、胃经	大戟科植物余甘子的干燥成熟果实	清热凉血，消食健胃，生津止咳。用于血热血瘀，消化不良，腹胀，咳嗽，喉痛，口干

陈皮入膳调百味
——新会陈皮药膳集萃

名称	性味归经	来源	功能与主治
火麻仁	甘，平。归脾、胃、大肠经	桑科植物大麻的干燥成熟果实	润肠通便。用于血虚津亏，肠燥便秘
郁李仁	辛、苦、甘，平。归脾、大肠、小肠经	蔷薇科植物欧李郁李或长柄扁桃的干燥成熟种子	润肠通便，下气利水。用于津枯肠燥，食积气滞，腹胀便秘，水肿，脚气，小便不利
木瓜	酸，温。归肝、脾经	蔷薇科植物贴梗海棠的干燥近成熟果实	舒筋活络，和胃化湿。用于湿痹拘挛，腰膝关节酸重疼痛，暑湿吐泻，转筋挛痛，脚气水肿
蝮蛇	甘，温。归脾、肝经	蝰科动物蝮蛇除去内脏的全体	祛风，通络，止痛，解毒。用于风湿痹痛，麻风，瘰疬，疮疖，疥癣，痔疾，肿瘤
乌梢蛇	甘，平。归肝经	游蛇科动物乌梢蛇的干燥体	祛风，通络，止痉。用于风湿顽痹，麻木拘挛，中风口眼㖞斜，半身不遂，抽搐痉挛，破伤风，麻风，疥癣
藿香	辛，微温。归脾、胃、肺经	唇形科植物广藿香的干燥地上部分	芳香化浊，和中止呕，发表解暑。用于湿浊中阻，脘痞呕吐，暑湿表证，湿温初起，发热倦怠，胸闷不舒，寒湿闭暑，腹痛吐泻，鼻渊头痛
砂仁	辛，温。归脾、胃、肾经	姜科植物阳春砂、绿壳砂或海南砂的干燥成熟果实	化湿开胃，温脾止泻，理气安胎。用于湿浊中阻，脘痞不饥，脾胃虚寒，呕吐泄泻，妊娠恶阻，胎动不安
草果	辛，温。归脾、胃经	姜科植物草果的干燥成熟果实	燥湿温中，截疟除痰。用于寒湿内阻，脘腹胀痛，痞满呕吐，疟疾寒热，瘟疫发热
布渣叶	微酸，凉。归脾、胃经	椴树科植物破布叶的干燥叶	消食化滞，清热利湿。用于饮食积滞，感冒发热，湿热黄疸
茯苓	甘、淡，平。归心、肺、脾、肾经	多孔菌科真菌茯苓的干燥菌核	利水渗湿，健脾，宁心。用于水肿尿少，痰饮眩悸，脾虚食少，便溏泄泻，心神不安，惊悸失眠

名称	性味归经	来源	功能与主治
薏苡仁	甘、淡，凉。归脾、胃、肺经	禾本科植物薏米的干燥成熟种仁	利水渗湿，健脾止泻，除痹，排脓，解毒散结。用于水肿，脚气，小便不利，脾虚泄泻，湿痹拘挛，肺痈，肠痈，赘疣，癌肿
赤小豆	甘、酸，平。归心、小肠经	豆科植物赤小豆或赤豆的干燥成熟种子	利水消肿，解毒排脓。用于水肿胀满，脚气浮肿，黄疸尿赤，风湿热痹，痈肿疮毒，肠痈腹痛
肉桂	辛、甘，大热。归肾、脾、心、肝经	樟科植物肉桂的干燥树皮	补火助阳，引火归原，散寒止痛，温通经脉。用于阳痿宫冷，腰膝冷痛，肾虚作喘，虚阳上浮，眩晕目赤，心腹冷痛，虚寒吐泻，寒疝腹痛，痛经经闭
干姜	辛，热。归脾、胃、肾、心、肺经	姜科植物姜的干燥根茎	温中散寒，回阳通脉，温肺化饮。用于脘腹冷痛，呕吐泄泻，肢冷脉微，寒饮喘咳
丁香	辛，温。归脾、胃、肺、肾经	桃金娘科植物丁香的干燥花蕾	温中降逆，补肾助阳。用于脾胃虚寒，呃逆呕吐，食少吐泻，心腹冷痛，肾虚阳痿
八角茴香	辛，温。归肝、肾、脾、胃经	木兰科植物八角茴香的干燥成熟果实	温阳散寒，理气止痛。用于寒疝腹痛，肾虚腰痛，胃寒呕吐，脘腹冷痛
小茴香	辛，温。归肝、肾、脾、胃经	伞形科植物茴香的干燥成熟果实	散寒止痛，理气和胃。用于寒疝腹痛，睾丸偏坠，痛经，少腹冷痛，脘腹胀痛，食少吐泻。盐小茴香暖肾散寒止痛。用于寒疝腹痛，睾丸偏坠，经寒腹痛
高良姜	辛，热。归脾、胃经	姜科植物高良姜的干燥根茎	温胃止呕，散寒止痛。用于脘腹冷痛，胃寒呕吐，嗳气吞酸
胡椒	辛，热。归胃、大肠经	胡椒科植物胡椒的干燥近成熟或成熟果实	温中散寒，下气，消痰。用于胃寒呕吐，腹痛泄泻，食欲不振，癫痫痰多
花椒	辛，温。归脾、胃、肾经	芸香科植物青椒或花椒的干燥成熟果皮	温中止痛，杀虫止痒。用于脘腹冷痛，呕吐泄泻，虫积腹痛；外治湿疹，阴痒

陈皮入膳调百味
——新会陈皮药膳集萃

名称	性味归经	来源	功能与主治
山柰	辛，温。归胃经	姜科植物山柰的干燥根茎	行气温中，消食，止痛。用于胸膈胀满，脘腹冷痛，饮食不消
荜茇	辛，热。归胃、大肠经	胡椒科植物荜茇的干燥近成熟或成熟果穗	温中散寒，下气止痛。用于脘腹冷痛，呕吐，泄泻，寒凝气滞，胸痹心痛，头痛，牙痛
橘红	辛、苦，温。归肺、脾经	芸香科植物橘及其栽培变种的干燥外层果皮	理气宽中，燥湿化痰。用于咳嗽痰多，食积伤酒，呕恶痞闷
橘皮	苦、辛，温。归肺、脾经	芸香科植物橘及其栽培变种的干燥成熟果皮	理气健脾，燥湿化痰。用于脘腹胀满，食少吐泻，咳嗽痰多
刀豆	甘，温。归胃、肾经	豆科植物刀豆的干燥成熟种子	温中，下气，止呃。用于虚寒呃逆，呕吐
沙棘	酸、涩，温。归脾、胃、肺、心经	胡颓子科植物沙棘的干燥成熟果实	健脾消食，止咳祛痰，活血散瘀。用于脾虚食少，食积腹痛，咳嗽痰多，胸痹心痛，瘀血经闭，跌扑瘀肿
佛手	辛、苦、酸，温。归肝、脾、胃、肺经	芸香科植物佛手的干燥果实	疏肝理气，和胃止痛，燥湿化痰。用于肝胃气滞，胸胁胀痛，胃脘痞满，食少呕吐，咳嗽痰多
香橼	辛、苦、酸，温。归肝、脾、肺经	芸香科植物枸橼或香圆的干燥成熟果实	疏肝理气，宽中，化痰。用于肝胃气滞，胸胁胀痛，脘腹痞满，呕吐噫气，痰多咳嗽
薤白	辛、苦，温。归心、肺、胃、大肠经	百合科植物小根蒜.或薤的干燥鳞茎	通阳散结，行气导滞。用于胸痹心痛，脘腹痞满胀痛，泻痢后重
玫瑰花	甘、微苦，温。归肝、脾经	蔷薇科植物玫瑰的干燥花蕾	行气解郁，和血，止痛。用于肝胃气痛，食少呕恶，月经不调，跌扑伤痛
代代花	甘、微苦，平。归肝、胃经	芸香科植物代代花的干燥花蕾	理气宽中，开胃止呕。用于胸腹闷胀痛，食积不化，痰饮，脱肛

名称	性味归经	来源	功能与主治
山楂	酸、甘、微温。归脾、胃、肝经	蔷薇科植物山里红或山楂的干燥成熟果实	消食健胃，行气散瘀，化浊降脂。用于肉食积滞，胃脘胀满，泻痢腹痛，瘀血经闭，产后瘀阻，心腹刺痛，胸痹心痛，疝气疼痛，高脂血症。焦山楂消食导滞作用增强。用于肉食积滞，泻痢不爽
麦芽	甘，平。归脾、胃经	禾本科植物大麦的成熟果实经发芽干燥的炮制加工品	行气消食，健脾开胃，回乳消胀。用于食积不消，脘腹胀痛，脾虚食少，乳汁郁积，乳房胀痛，妇女断乳，肝郁胁痛，肝胃气痛
鸡内金	甘，平。归脾、胃、小肠、膀胱经	雉科动物家鸡的干燥砂囊内壁	健胃消食，涩精止遗，通淋化石。用于食积不消，呕吐泻痢，小儿疳积，遗尿，遗精，石淋涩痛，胆胀胁痛
莱菔子	辛、甘，平。归肺、脾、胃经	十字花科植物萝卜的干燥成熟种子	消食除胀，降气化痰。用于饮食停滞，脘腹胀痛，大便秘结，积滞泻痢，痰壅喘咳
榧子	甘，平。归肺、胃、大肠经	红豆杉科植物榧的干燥成熟种子	杀虫消积，润肺止咳，润燥通便。用于钩虫病，蛔虫病，绦虫病，虫积腹痛，小儿疳积，肺燥咳嗽，大便秘结
小蓟	甘、苦，凉。归心、肝经	菊科植物刺儿菜的干燥地上部分	凉血止血，散瘀解毒消痈。用于衄血，吐血，尿血，血淋，便血，崩漏，外伤出血，痈肿疮毒
槐花	苦，微寒。归肝、大肠经	豆科植物槐的干燥花及花蕾	凉血止血，清肝泻火。用于便血，痔血，血痢，崩漏，吐血，衄血，肝热目赤，头痛眩晕
白茅根	甘，寒。归肺、胃、膀胱经	禾本科植物白茅的干燥根茎	凉血止血，清热利尿。用于血热吐血，衄血，尿血，热病烦渴，湿热黄疸，水肿尿少，热淋涩痛

名称	性味归经	来源	功能与主治
松花粉	甘，温。归肝、脾经	马尾松、油松或同属数种植物的干燥花粉	收敛止血，燥湿敛疮。用于外伤出血，湿疹，黄水疮，皮肤糜烂，脓水淋漓
桃仁	苦、甘，平。归心、肝、大肠经	蔷薇科植物桃或山桃的干燥成熟种子	活血祛瘀，润肠通便，止咳平喘。用于经闭痛经，癥瘕痞块，肺痈肠痈，跌扑损伤，肠燥便秘，咳嗽气喘
西红花	甘，平。归心、肝经	鸢尾科植物番红花的干燥柱头	活血化瘀，凉血解毒，解郁安神。用于经闭癥瘕，产后瘀阻，温毒发斑，忧郁痞闷，惊悸发狂
姜黄	辛、苦，温。归脾、肝经	姜科植物姜黄的干燥根茎	破血行气，通经止痛。用于胸胁刺痛，胸痹心痛，痛经经闭，癥瘕，风湿肩臂疼痛，跌扑肿痛
白果	甘、苦、涩，平；有毒。归肺、肾经	银杏科植物银杏的干燥成熟种子	敛肺定喘，止带缩尿。用于痰多喘咳，带下白浊，遗尿尿频
杏仁	苦，微温；有小毒。归肺、大肠经	蔷薇科植物山杏、西伯利亚杏、东北杏或杏的干燥成熟种子	降气止咳平喘，润肠通便。用于咳嗽气喘，胸满痰多，肠燥便秘
昆布	咸，寒。归肝、胃、肾经	海带科植物海带或翅藻科植物昆布的干燥叶状体	消痰软坚散结，利水消肿。用于瘿瘤，瘰疬，睾丸肿痛，痰饮水肿
罗汉果	甘，凉。归肺、大肠经	葫芦科植物罗汉果的干燥果实	清热润肺，利咽开音，滑肠通便。用于肺热燥咳，咽痛失音，肠燥便秘
桔梗	苦、辛，平。归肺经	桔梗科植物桔梗的干燥根	宣肺，利咽，祛痰，排脓。用于咳嗽痰多，胸闷不畅，咽痛音哑，肺痈吐脓
芥子	辛，温。归肺经	十字花科植物白芥或芥的干燥成熟种子	温肺豁痰利气，散结通络止痛。用于寒痰咳嗽，胸胁胀痛，痰滞经络，关节麻木、疼痛，痰湿流注，阴疽肿毒

名称	性味归经	来源	功能与主治
紫苏子	辛，温。归肺经	唇形科植物紫苏的干燥成熟果实	降气化痰，止咳平喘，润肠通便。用于痰壅气逆，咳嗽气喘，肠燥便秘
酸枣仁	甘、酸，平。归肝、胆、心经	鼠李科植物酸枣的干燥成熟种子	养心补肝，宁心安神，敛汗，生津。用于虚烦不眠，惊悸多梦，体虚多汗，津伤口渴
灵芝	甘，平。归心、肺、肝、肾经	多孔菌科真菌赤芝或紫芝的干燥子实体	补气安神，止咳平喘。用于心神不宁，失眠心悸，肺虚咳喘，虚劳短气，不思饮食
牡蛎	咸，微寒。归肝、胆、肾经	牡蛎科动物长牡蛎、大连湾牡蛎或近江牡蛎的贝壳	重镇安神，潜阳补阴，软坚散结。用于惊悸失眠，眩晕耳鸣，瘰疬痰核，癥瘕痞块。煅牡蛎收敛固涩，制酸止痛。用于自汗盗汗，遗精滑精，崩漏带下，胃痛吞酸
天麻	甘，平。归肝经	兰科植物天麻的干燥块茎	息风止痉，平抑肝阳，祛风通络。用于小儿惊风，癫痫抽搐，破伤风，头痛眩晕，手足不遂，肢体麻木，风湿痹痛
人参	甘、微苦，微温。归脾、肺、心、肾经	五加科植物人参的干燥根和根茎	大补元气，复脉固脱，补脾益肺，生津养血，安神益智。用于体虚欲脱，肢冷脉微，脾虚食少，肺虚喘咳，津伤口渴，内热消渴，气血亏虚，久病虚羸，惊悸失眠，阳痿宫冷
党参	甘，平。归脾、肺经	桔梗科植物党参、素花党参或川党参的干燥根	健脾益肺，养血生津。用于脾肺气虚，食少倦怠，咳嗽虚喘，气血不足，面色萎黄，心悸气短，津伤口渴，内热消渴
西洋参	甘、微苦，凉。归心、肺、肾经	五加科植物西洋参的干燥根	补气养阴，清热生津。用于气虚阴亏，虚热烦倦，咳喘痰血，内热消渴，口燥咽干

陈皮入膳调百味
——新会陈皮药膳集萃

276

名称	性味归经	来源	功能与主治
黄芪	甘，微温。归肺、脾经	豆科植物蒙古黄芪或膜荚黄芪的干燥根	补气升阳，固表止汗，利水消肿，生津养血，行滞通痹，托毒排脓，敛疮生肌。用于气虚乏力，食少便溏，中气下陷，久泻脱肛，便血崩漏，表虚自汗，气虚水肿，内热消渴，血虚萎黄，半身不遂，痹痛麻木，痈疽难溃，久溃不敛
山药	甘，平。归脾、肺、肾经	薯蓣科植物薯蓣的干燥根茎	补脾养胃，生津益肺，补肾涩精。用于脾虚食少，久泻不止，肺虚喘咳，肾虚遗精，带下，尿频，虚热消渴。麸炒山药补脾健胃。用于脾虚食少，泄泻便溏，白带过多
甘草	甘，平。归心、肺、脾、胃经	豆科植物甘草、胀果甘草或光果甘草的干燥根和根茎	补脾益气，清热解毒，祛痰止咳，缓急止痛，调和诸药。用于脾胃虚弱，倦怠乏力，心悸气短，咳嗽痰多，脘腹、四肢挛急疼痛，痈肿疮毒，缓解药物毒性、烈性
大枣	甘，温。归脾、胃、心经	鼠李科植物枣的干燥成熟果实	补中益气，养血安神。用于脾虚食少，乏力便溏，妇人脏躁
蜂蜜	甘，平。归肺、脾、大肠经	蜜蜂科昆虫中华蜜蜂或意大利蜂所酿的蜜	补中，润燥，止痛，解毒；外用生肌敛疮。用于脘腹虚痛，肺燥干咳，肠燥便秘，解乌头类药毒；外治疮疡不敛，水火烫伤
白扁豆	甘，微温。归脾、胃经	豆科植物扁豆的干燥成熟种子	健脾化湿，和中消暑。用于脾胃虚弱，食欲不振，大便溏泻，白带过多，暑湿吐泻，胸闷腹胀。炒白扁豆健脾化湿。用于脾虚泄泻，白带过多
白扁豆花	甘，平。归脾、胃、大肠经	豆科植物扁豆的未完全开放的花	健脾和胃，消暑化湿。用于暑湿泄泻及带下

名称	性味归经	来源	功能与主治
肉苁蓉	甘、咸，温。归肾、大肠经	列当科植物肉苁蓉或管花肉苁蓉的干燥带鳞叶的肉质茎	补肾阳，益精血，润肠通便。用于肾阳不足，精血亏虚，阳痿不孕，腰膝酸软，筋骨无力，肠燥便秘
益智	辛，温。归脾、肾经	姜科植物益智的干燥成熟果实	暖肾固精缩尿，温脾止泻摄唾。用于肾虚遗尿，小便频数，遗精白浊，脾寒泄泻，腹中冷痛，口多唾涎
杜仲	甘，温。归肝、肾经	杜仲科植物杜仲的干燥树皮	补肝肾，强筋骨，安胎。用于肝肾不足，腰膝酸痛，筋骨无力，头晕目眩，妊娠漏血，胎动不安
当归	甘、辛，温。归肝、心、脾经	伞形科植物当归的干燥根	补血活血，调经止痛，润肠通便。用于血虚萎黄，眩晕心悸，月经不调，经闭痛经，虚寒腹痛，风湿痹痛，跌扑损伤，痈疽疮疡，肠燥便秘。酒当归活血通经。用于经闭痛经，风湿痹痛，跌扑损伤
阿胶	甘，平。归肺、肝、肾经	马科动物驴的干燥皮或鲜皮经煎煮、浓缩制成的固体胶	补血滋阴，润燥，止血。用于血虚萎黄，眩晕心悸，肌痿无力，心烦不眠，虚风内动，肺燥咳嗽，劳嗽咯血，吐血尿血，便血崩漏，妊娠胎漏
龙眼肉	甘，温。归心、脾经	无患子科植物龙眼的假种皮	补益心脾，养血安神。用于气血不足，心悸怔忡，健忘失眠，血虚萎黄
玉竹	甘，微寒。归肺、胃经	百合科植物玉竹的干燥根茎	养阴润燥，生津止渴。用于肺胃阴伤，燥热咳嗽，咽干口渴，内热消渴
黄精	甘，平。归脾、肺、肾经	百合科植物滇黄精、黄精或多花黄精的干燥根茎	补气养阴，健脾，润肺，益肾。用于脾胃气虚，体倦乏力，胃阴不足，口干食少，肺虚燥咳，劳嗽咳血，精血不足，腰膝酸软，须发早白，内热消渴

名称	性味归经	来源	功能与主治
百合	甘，寒。归心、肺经	百合科植物卷丹、百合或细叶百合的干燥肉质鳞叶	养阴润肺，清心安神。用于阴虚燥咳，劳嗽咳血，虚烦惊悸，失眠多梦，精神恍惚
铁皮石斛	甘，微寒。归胃、肾经	兰科植物铁皮石斛的干燥茎	益胃生津，滋阴清热。用于热病津伤，口干烦渴，胃阴不足，食少干呕，病后虚热不退，阴虚火旺，骨蒸劳热，目暗不明，筋骨痿软
枸杞子	甘，平。归肝、肾经	茄科植物宁夏枸杞的干燥成熟果实	滋补肝肾，益精明目。用于虚劳精亏，腰膝酸痛，眩晕耳鸣，阳痿遗精，内热消渴，血虚萎黄，目昏不明
桑椹	甘、酸，寒。归心、肝、肾经	桑科植物桑的干燥果穗	滋阴补血，生津润燥。用于肝肾阴虚，眩晕耳鸣，心悸失眠，须发早白，津伤口渴，内热消渴，肠燥便秘
黑芝麻	甘，平。归肝、肾、大肠经	脂麻科植物脂麻的干燥成熟种子	补肝肾，益精血，润肠燥。用于精血亏虚，头晕眼花，耳鸣耳聋，须发早白，病后脱发，肠燥便秘
乌梅	酸、涩，平。归肝、脾、肺、大肠经	蔷薇科植物梅的干燥近成熟果实	敛肺，涩肠，生津，安蛔。用于肺虚久咳，久泻久痢，虚热消渴，蛔厥呕吐腹痛
肉豆蔻	辛，温。归脾、胃、大肠经	肉豆蔻科植物肉豆蔻的干燥种仁	温中行气，涩肠止泻。用于脾胃虚寒，久泻不止，脘腹胀痛，食少呕吐
芡实	甘、涩，平。归脾、肾经	睡莲科植物芡的干燥成熟种仁	益肾固精，补脾止泻，除湿止带。用于遗精滑精，遗尿尿频，脾虚久泻，白浊，带下
覆盆子	甘、酸，温。归肝、肾、膀胱经	蔷薇科植物华东覆盆子的干燥果实	益肾固精缩尿，养肝明目。用于遗精滑精，遗尿尿频，阳痿早泄，目暗昏花

附录二　药食同源中药的作用简介

名称	性味归经	来源	功能与主治
莲子	甘、涩，平。归脾、肾、心经	睡莲科植物莲的干燥成熟种子	补脾止泻，止带，益肾涩精，养心安神。用于脾虚泄泻，带下，遗精，心悸失眠
荷叶	苦，平。归肝、脾、胃经	睡莲科植物莲的干燥叶	清暑化湿，升发清阳，凉血止血。用于暑热烦渴，暑湿泄泻，脾虚泄泻，血热吐衄，便血崩漏。荷叶炭收涩化瘀止血。用于出血症和产后血晕
枳椇子	甘、酸，平。归心、脾经	鼠李科枳椇属植物北枳椇、枳椇和毛果枳椇的成熟种子	解酒毒，止渴除烦，止呕，利大小便。用于头风，小腹拘急，烦渴，膈上热，风湿麻木，小便不利

陈皮入膳调百味
——新会陈皮药膳集萃